新生儿黄疸规范治疗

XINSHENG'ER HUANGDAN GUIFAN ZHILIAO

吴曙粤　王洲洪　主编

U0302432

广西科学技术出版社

图书在版编目（CIP）数据

新生儿黄疸规范治疗 / 吴曙粤，王洲洪主编 . —南宁：广西科学技术出版社，2020.6（2024.4 重印）

ISBN 978-7-5551-1202-0

Ⅰ. ①新… Ⅱ. ①吴… ②王… Ⅲ. ①新生儿黄疸—治疗 Ⅳ. ① R722.170.5

中国版本图书馆 CIP 数据核字（2019）第 169321 号

XINSHENG'ER HUANGDAN GUIFAN ZHILIAO

新生儿黄疸规范治疗

吴曙粤　王洲洪　主编

责任编辑：赖铭洪　何　芯　　　　助理编辑：罗　风
责任校对：陈剑平　　　　　　　　装帧设计：梁　良
责任印制：韦文印

出 版 人：卢培钊
出版发行：广西科学技术出版社
社　　址：广西南宁市东葛路 66 号　　邮政编码：530023
网　　址：http://www.gxkjs.com　　编 辑 部：0771-5880461

印　　刷：北京兰星球彩色印刷有限公司

开　　本：889 mm×1194 mm　　1/32
字　　数：143 千字　　　　　　　　印　　张：5.5
版　　次：2020 年 6 月第 1 版
印　　次：2024 年 4 月第 2 次印刷
书　　号：ISBN 978-7-5551-1202-0
定　　价：79.00 元

编委会

前　言

　　新生儿黄疸（新生儿高胆红素血症）是新生儿最常见的疾病之一。50%的新生儿都会出现黄疸，大多属于生理性黄疸，不需要治疗即可自愈。但新生儿若出现过高的黄疸水平，或黄疸值急剧变化，或在某些高危因素条件下，则有可能引起胆红素脑病，即核黄疸，会留下严重的神经系统后遗症，导致终身残疾。这类新生儿的胆红素脑病绝大部分是可以预防的，并且随着现代诊疗技术的进步，对新生儿黄疸的研究有了更进一步的发展。当前研究证实，导致新生儿黄疸的病因众多，很多病因还不能从现代医学的角度来确诊。本人利用"南宁市特聘专家"的经费，在与新生儿科的同事们近1年的努力下，查阅国内外大量文献，根据现代研究黄疸的病因、临床表现、实验室检查和初步治疗经验，结合新生儿科病历编写此书。本书还收录了本人与研究团队根据新生儿退黄中药洗液专利配方进行的药理实验和临床研究的结果，该实验研究得到了南宁市科学技术局、广西壮族自治区科学技术厅和广西壮族自治区卫生健康委员会中医药管理局科研项目的资助。我们研究探讨国家发明专利"新生儿退黄中药洗液"的机理和临床疗效，为基层卫生医务人员用中药外洗治疗新生儿黄疸提供了一种新的有效的治疗方法。

　　本书主要面向新生儿科专业医护人员，内容系统全面，介绍了最新的新生儿黄疸诊疗技术及其并发症、后遗症的规范诊疗。旨在推广黄疸诊疗新理念，帮助专业医护人员进行临床诊疗。恳请各位读者在阅读本书过程中提出宝贵意见，欢迎发送邮件至 1185387716@qq.com，对我们的工作批评指正，待再版时进一步修订完善，规范新生儿黄疸的治疗。

吴曙粤

目　录

第一章　新生儿黄疸概论

一、新生儿黄疸的定义

新生儿黄疸是由于新生儿体内胆红素积累，胆红素代谢异常导致血液中胆红素水平升高而引起皮肤、黏膜和巩膜的黄染。这是新生儿期最常见的病症之一，临床上约有 50% 的新生儿可出现不同程度的黄疸。新生儿血液中胆红素值超过 85.5~119.7 μmol/L（5~7 mg/dL）时，则会出现肉眼可见的黄疸，临床上多表现为未结合胆红素（间接胆红素）水平升高。由于游离胆红素的神经毒性作用，超高胆红素水平对中枢神经系统有不同程度的损害，引起胆红素脑病，严重者可致死亡[1]。

二、新生儿胆红素代谢途径及特点

（一）胆红素生成较多

新生儿每日生成胆红素约 8.8 mg/kg，而成人仅为 3.8 mg/kg。其原因是，胎儿处于氧分压偏低的环境，故生成的红细胞数较多，出生后环境氧分压提高，红细胞相对过多，破坏亦多；胎儿血红蛋白半衰期短，新生儿红细胞寿命比成人短 20~40 天，形成胆红素的周期缩短；其他来源的胆红素生成较多，如来自肝脏等器官的血红素蛋白（过氧化氢酶、细胞色素 P450 等）和骨髓中无效造血（红细胞成熟过程中有少量被破坏）的胆红素前体较多。

（二）运转胆红素的能力不足

刚娩出的新生儿常有不同程度的酸中毒，影响血液中胆红素与白蛋白的结合，早产儿白蛋白的数量较足月儿低，导致运转胆红素的能力不足。

（三）肝功能发育未完善

①新生儿肝细胞内摄取胆红素必需的 Y 蛋白、Z 蛋白含量低，5~10 天后才达成人水平。

②形成结合胆红素的功能差，即肝细胞内脲苷二磷酸葡萄糖醛酸基转移酶（UDPGT）的含量低且活力不足（仅为正常的 0%~30%），不能有效地将脂溶性未结合胆红素（间接胆红素，IBIL）与葡萄糖醛酸结合成水溶性结合胆红素（直接胆红素，DBIL），此酶活性在一周后逐渐恢复正常。

③排泄结合胆红素的能力差，易导致胆汁淤积。

（四）肠肝循环的特性

新生儿的肠道内细菌量少，不能将肠道内的胆红素还原成粪胆原、尿胆原；且肠腔内葡萄糖醛酸酶活性较高，能将结合胆红素水解成葡萄糖醛酸及未结合胆红素，后者又被肠吸收经门脉而达肝脏。

由于上述特点，新生儿摄取、结合、排泄胆红素的能力仅为成人的 1%~2%，因此极易出现黄疸，尤其当新生儿处于饥饿、缺氧、胎粪排出延迟、脱水、酸中毒、头颅血肿或颅内出血等状态时，黄疸会加重。

三、新生儿黄疸分类与病因

传统的儿科学教科书将新生儿黄疸分为生理性黄疸和病理性黄疸。

（一）生理性黄疸

由于新生儿胆红素代谢的特点，50%~60% 的足月儿和超过 80% 的早产儿出生后会出现胆红素增高的现象。生理性黄疸是排他性诊断，其具有以下特点。

①足月儿于出生后 2~3 天内出现黄疸，4~5 天达高峰，5~7 天消退；早产儿于出生后 3~5 天内出现黄疸，5~7 天达高峰，7~9 天消退。足月儿黄疸最迟在 2 周内消退，早产儿可延到 3~4 周消退。

②一般情况良好。

③每日血清胆红素上升不超过 85 $\mu mol/L$（5 mg/dL）或者每小时不超过 0.5 mg/dL。

④血清总胆红素值（TSB）尚未达到相应日龄及相应危险因素下的光疗干预标准，或者尚未超过小时胆红素列线图的第 95 百分位。

由于新生儿生理性黄疸的程度与许多因素有关，而且有些病理性因素难以确定，故生理性黄疸的正常值很难有统一的界定标准。目前对既往沿用的新生儿生理性黄疸的血清胆红素上限值，即足月儿 220.6 $\mu mol/L$（12.9 mg/dL）和早产儿 257 $\mu mol/L$（15 mg/dL），已经提出异议，因较小的早产儿即使血清胆红素水平低于 171 $\mu mol/L$（10 mg/dL），也可能发生胆红素脑病。国外学者曾提出足月儿血清胆红素 220.59 $\mu mol/L$（12.9 mg/dL）为生理性黄疸的上限值；国内学者通过监测发现正常足月儿生理性黄疸的血清胆红素上限值在 205.2~256.5 $\mu mol/L$（12~15 mg/dL）之间，超过原定 205.2 $\mu mol/L$ 者占 31.3%~48.5%，早产儿血清胆红素上限超过 256.2 $\mu mol/L$ 者也占 42.9%，故制定统一的生理性黄疸的诊断标准很困难。目前国内外学者建议停止使用"生理性黄疸"和"病理性黄疸"这两个曾经使用的专业术语，取而代之的应该为"新生儿高胆红素血症"这一专业术语。

（二）病理性黄疸

病理性黄疸常有以下特点。

①黄疸在新生儿出生后 24 小时内出现。

②血清总胆红素达到相应日龄及相应危险因素下的光疗干预标准，或者超过小时胆红素列线图的第 95 百分位，或者每日上升超过 85 μmol/L（5 mg/dL），或者每小时超过 0.5 mg/dL。

③黄疸持续时间长，足月儿超过 2 周，早产儿超过 4 周。

④黄疸退而复现。

⑤血清结合胆红素大于 34 μmol/L（2 mg/dL）。

病理性黄疸根据病因可分为三大类。

1. 胆红素生成过多

因新生儿红细胞被过多破坏及肠肝循环增加，造成胆红素增多。

①同族溶血性黄疸：见于血型不合，如 ABO 或 Rh 血型不合等。我国溶血性黄疸最常见原因是 ABO 溶血，它是由母亲与胎儿的血型不合引起的，以母亲血型为 O 型、胎儿血型为 A 型或 B 型最多见，且引起的黄疸较重；其他如母亲血型为 A 型、胎儿血型为 B 型或 AB 型；母亲血型为 B 型、胎儿血型为 A 型或 AB 型较少见，且造成的黄疸较轻。这样一来，一些父母会十分紧张，担心孩子会发生 ABO 溶血。要说明的一点是，不是所有 ABO 系统血型不合的新生儿都会发生溶血。据报道，新生儿 ABO 血型不合的溶血发病率为 11.9%。新生儿溶血性黄疸的特点是出生后 24 小时内出现黄疸，且逐渐加重。

②血管外溶血：如较大的头颅血肿、皮下血肿、颅内出血、肺出血及其他部位出血。

③感染：细菌、病毒、支原体、衣原体等引起的重症感染皆可出现溶血性黄疸，临床以金黄色葡萄球菌、大肠埃希菌等引起的败血症为多见，病原体引起全身炎症性反应，进而导致溶血，可表现为黄疸

消退延迟、加深或退而复现，但有时只表现为黄疸。

④肠肝循环增加：先天性肠道闭锁、巨结肠、喂养不足、饥饿和喂养延迟等导致胎粪排泄延迟，胆红素水平重吸收增加而出现黄疸。

⑤红细胞增多症：静脉血红细胞大于 6×10^{12} 个每升，血红蛋白大于 220 g/L，红细胞比容大于 65%，常见于母胎输血或者胎 - 胎间输血、脐带结扎延迟、宫内发育迟缓（慢性缺氧）及母亲有糖尿病的婴儿。

⑥红细胞酶缺陷：临床最常见为葡萄糖 –6– 磷酸脱氢酶（G–6–PD）缺陷，也可见于丙酮酸激酶和己糖激酶缺陷等。上述酶缺陷均可影响红细胞正常代谢，使红细胞膜僵硬，变形能力减弱，滞留和破坏网状内皮系统。

⑦红细胞形态异常：如遗传性球形红细胞增多症、遗传性椭圆形红细胞增多症、遗传性口形红细胞增多症等，由于红细胞膜结构异常，导致红细胞在脾脏被破坏的数量增加。

⑧血红蛋白病：如 α 型地中海贫血等，由于血红蛋白肽链数量和质量缺陷而引起溶血。

⑨母乳喂养与黄疸：通常分为母乳喂养相关的黄疸与母乳性黄疸。

⑩其他因素：如维生素 E 缺乏和锌缺乏等，使红细胞膜结构改变而导致溶血。此外，药物可诱发红细胞膜的缺陷而导致溶血，如磺胺、维生素 K_3、樟脑、黄连等诱发 G–6–PD 缺乏引起新生儿溶血；孕妇产前使用催产素（大于 5U）导致红细胞通透性增加及脆性增加而引发新生儿溶血等。

2. 胆红素代谢障碍

由于肝细胞摄取和结合胆红素的能力低下，使血清未结合胆红素水平升高。

①感染、窒息、缺氧、酸中毒：均可抑制肝脏 UDPGT 的活性。

②低体温、低血糖、低蛋白血症：低体温、低血糖可影响肝酶活性，低蛋白血症可影响肝细胞与胆红素的结合，导致黄疸加重。

③先天性非溶血性高胆红素血症：如 Crigler-Najjar 综合征。

④ Gilbert 综合征：一种慢性、良性的高未结合胆红素血症，属于常染色体显性遗传。

⑤家族性暂时性新生儿高胆红素血症：即 Lucey-Driscoll 综合征，是由母亲孕激素在孕中晚期通过胎盘到达胎儿体内，抑制了新生儿肝内 UDPGT 的作用所致。新生儿早期即可发生黄疸，程度严重，可导致核黄疸。

⑥药物：某些药物可与胆红素竞争 Y 蛋白、Z 蛋白的结合位点，如磺胺类药物、水杨酸盐、吲哚美辛等。

⑦其他因素：先天性甲状腺功能低下、脑垂体功能低下、21-三体综合征等常伴有血清胆红素升高或者黄疸消退延迟的现象。

3. 胆红素排泄障碍

肝细胞排泄结合胆红素障碍或胆管受阻，导致胆汁淤积性黄疸，血清结合胆红素增高，如有肝细胞功能障碍，也可伴有未结合胆红素增高，表现为混合性高胆红素血症。

①新生儿肝炎：大多为宫内病毒感染所致。临床上以巨细胞病毒最为常见，其他为乙型肝炎、风疹、单纯疱疹、科萨奇病毒、EB 病毒、李斯特菌、梅毒螺旋体、弓形体等。感染可经胎盘传给胎儿，或胎儿在通过产道分娩时被感染。患儿常在出生后 1~3 周或更晚出现黄疸，病重时粪便色浅或灰白，尿色深黄，可有厌食、呕吐，肝轻度至中度增大。

②先天性代谢缺陷病：如 α_1-抗胰蛋白酶缺乏症、半乳糖血症、果糖不耐受症、酪氨酸血症、糖原累积病Ⅳ型、脂质累积病等。

③先天性遗传性疾病：如家族性进行性肝内胆汁淤积症（Byler-disease）、先天性非溶血性黄疸（Dubin-Johnson 综合征）等。

④先天性胆道闭锁。

⑤先天性胆总管囊肿。

⑥胆汁黏稠综合征：胆汁淤积在小胆管中，导致结合胆红素排泄障碍。可由新生儿溶血症、新生儿肝炎、肝内小胆管发育不全和药物等原因引起。

⑦其他因素：肝和胆道肿瘤等。

参考文献

[1]中华医学会儿科学分会新生儿学组，《中华儿科杂志》编辑委员会.新生儿高胆红素血症诊断和治疗专家共识[J].中华儿科杂志，2014，52（10）：745-748.

[2]邵肖梅，叶鸿瑁，丘小汕.实用新生儿学[M].4版.北京：人民卫生出版社，2011：273-274.

[3]杜立中.新生儿高胆红素血症[M].北京：人民卫生出版社，2015：6-9.

第二章　新生儿黄疸的评估、管理和干预

一、新生儿黄疸的评估

新生儿黄疸是新生儿期最常见的疾病，大多数黄疸为生理性黄疸，但在一定条件下部分可转为病理性黄疸。严重的黄疸可导致新生儿神经损害和功能残疾，甚至死亡，给家庭及社会带来沉重的负担。因此，如何对新生儿黄疸进行及时、快速、有效的评估是至关重要的一步。

新生儿出生后的胆红素水平是一个动态变化的过程，因此在诊断新生儿黄疸时需考虑其胎龄、日龄和是否存在高危因素。2004 年美国儿科学会（AAP）发表了《胎龄 ≥ 35 周新生儿高胆红素血症处理指南》[1]，提出使用小时胆红素值来指导临床诊断及干预。在我国，对于胎龄 ≥ 35 周的新生儿目前多采用美国 Bhutani 等 [2] 所制作的新生儿小时胆红素列线图（图 2-1）作为干预参考。

以美国的小时胆红素列线图为例，美国儿科学会指出，出院前对新生儿进行风险因素评估，可提高出院后新生儿黄疸的预测价值，特别是对于出生后 72 小时即随母出院的新生儿。推荐两种可选择的预测措施：①测定出院前小时胆红素值，并根据小时胆红素值分析新生儿出院前胆红素值处于哪个危险区；②用临床危险因素进行评估。这两种推荐方案可以单独使用也可以联合使用。

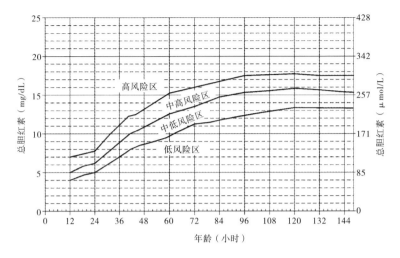

图 2-1　新生儿小时胆红素列线图

（一）判断所处危险区

1999 年 Bhutani 等发表了小时胆红素列线图，并根据第 40、第 75 及第 95 百分位（P）胆红素值绘制了 3 条曲线，将各曲线间的区域分成不同危险区，以预测高胆红素发生的风险（图 2-1）。

①高于第 95 百分位为高危区，胆红素水平在高风险区（大于 P95）的患病率达 40%，似然比为 14.08。

②第 75 与第 95 百分位之间为中高风险区，胆红素水平在中高风险区（P76~P95）的患病率为 12.5%，似然比为 3.2。

③第 40 与第 75 百分位之间为中低风险区（P40~P75）。

④低于第 40 百分位为低风险区，胆红素水平在低风险区（小于等于 P40）的患病率为 0。

出院前小时胆红素值在高危区者出院后发生严重黄疸的概率较大，需要密切随访，可给予及时的临床干预；而处于低危者发生严重黄疸的危险性非常低；中间区分为中高危区和中低危区，可结合其他高危因素给予密切随访。

（二）危险区结合高危因素进行预测

AAP 干预指南将胎龄 ≥ 35 周的新生儿发生重症新生儿黄疸的危险因素分为主要因素及次要因素。

1. 主要危险因素

①出院前血清胆红素值或经皮胆红素值（TCB）处于高危区。

②在出生后 24 小时内发生黄疸。

③血型不合且伴直接抗人球蛋白试验阳性、其他溶血病（如 G-6-PD 缺陷）等。

④胎龄 35~36 周。

⑤同胞曾接受过光疗。

⑥头颅血肿或者明显瘀斑。

⑦纯母乳喂养或者体重下降明显。

⑧东亚裔。

2. 次要危险因素

①出院前血清胆红素值或经皮胆红素值处于中高危区。

②在出院前有黄疸。

③胎龄 37~38 周。

④同胞有黄疸病史。

⑤母亲有糖尿病。

⑥母亲年龄 ≥ 25 岁。

⑦男孩。

上述危险因素均与黄疸的发生密切相关，危险因素越多，新生儿黄疸的发生风险越高。通过出院前危险因素的评估，可预测出院后黄疸发展的程度，从而提供更加有针对性的随访，大大减少了严重黄疸的发生。

AAP 干预指南还强调黄疸出现时间、黄疸危险因素评估和严密随访具有重要意义,其中严密随访是关键,出院前应对所有新生儿进行严重黄疸的评估。

(三)制订随访计划

随着医疗水平的提高,产科住院时间逐渐缩短,顺产新生儿往往在出生后 2 天出院,剖宫产新生儿往往在出生后 3 天出院。而 Bhutani 等资料显示血清胆红素峰值常出现在新生儿出生后 5~6 天,出现在其出院后,因此对出院后新生儿胆红素值进行追踪至关重要。

二、新生儿黄疸的管理

为防止重度黄疸(高胆红素值 >342 μmol/L)的发生以预防胆红素脑病,美国儿科学会于 2004 年修订了 1994 年新生儿高胆红素血症诊疗指南。指南的实施明显地减少了胆红素脑病的发生风险。1994 年的指南实施后,1994~1996 年,美国胆红素脑病的发生率为 1.5/10 万,较 1988 年的 5.1/10 万的发生率明显降低 [3]。2004 年的指南修订后,调查美国 11 家医院发现,需要换血的新生儿从 0.45% 下降到了 0.17%,而需要光疗的新生儿从 4.2% 增加到 9.1% [4]。这表明通过实施系统的管理,早期光疗干预的新生儿增加,而黄疸严重需要换血的新生儿减少。这些胆红素值达到需要换血标准的新生儿是发生胆红素脑病的主要危险人群,及时随访干预是防控胆红素脑病的主要措施。

目前我国多采用美国 Bhutani 等所制作的新生儿小时胆红素列线图或 AAP 推荐的光疗参考曲线作为诊断或干预标准参考。

对于足月儿和近足月儿来说,黄疸定义为总胆红素(TBIL)值大于第 95 百分位，应予以干预。其中，总胆红素值 >342 μmol/L（20 mg/dL）为重症黄疸；总胆红素值 >427 μmol/L（25 mg/dL）为极重度黄疸；总胆红素值 >510 μmol/L（30 mg/dL）为危险性黄疸。

然而标准或指南仅仅是从流行病学角度出发为新生儿黄疸的治疗提供一个可供参考的范围，具体到每一个患儿应该依据胎龄、日龄、是否存在高危因素等个体化因素，不能用一个固定的界值作为新生儿黄疸的干预指标。

（一）产前管理

所有孕妇应进行 ABO 和 RhD 血型的测定及筛查血清中是否存在一些异常的免疫抗体。Rh 阴性血型的母亲生产时，应当抽取脐带血进行抗体测试（直接 Coombs 试验）及新生儿 ABO、RhD 血型测定。抗 D 抗体可在胎儿的红细胞致敏，在母体产生抗体前就破坏了胎儿红细胞，故抗 D 丙种球蛋白应该在妊娠 28 周时常规运用于没有发生致敏的 RhD 阴性孕妇[5]。怀有 RhD 阳性胎儿的 RhD 阴性孕妇分娩后 72 小时内要给予一次重复剂量以防止再次妊娠时发生溶血（图 2-2）。羊膜穿刺术、绒毛取样或胎儿血液采样后也应该给予抗 D 丙种球蛋白。这种预防方案在发达国家是常规运用的，它使 RhD 血型不合溶血病在发达国家已经很少见。一旦出现胎儿水肿，应该做好各项措施。宫内输血已经成为欧美发达国家治疗溶血性贫血及胎儿水肿的有效方法[6]，能消除胎儿水肿，提高胎儿组织器官的供氧率，促使其正常发育。

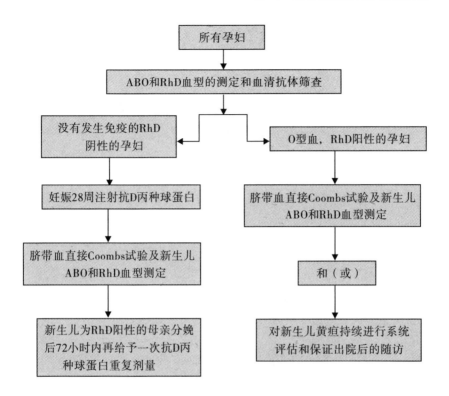

图 2-2　ABO 和 RhD 血型不合溶血病产前筛查

（二）产后管理

产后正常的新生儿可以母婴同室，母亲尽早开奶，鼓励母乳喂养，按需哺乳，两次喂奶间隔小于 3 小时，不建议给新生儿补充额外的水或者葡萄糖。母乳喂养不足会影响新生儿肠肝循环，导致黄疸。

由医护人员给母婴室所有新生儿监测胆红素，每 8~12 小时进行一次评估，可用目测及经皮胆红素测定相结合的方法，如发现黄疸，可进行血清胆红素检查（图 2-3）。

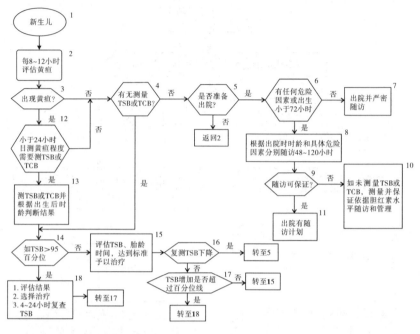

图 2-3　美国儿科学会最新新生儿黄疸诊疗指南推荐的新生儿黄疸干预流程图 [7]

在新生儿黄疸监测过程中，如新生儿黄疸达到需要接受光疗的水平，或其 TSB 水平迅速上升而且不能用病史和体格检查来解释时，则需要进行实验室检查寻找黄疸的可能原因（表 2-1），其中美国儿科学会最新新生儿黄疸诊疗指南推荐如下。

①对直接胆红素升高的新生儿应进行尿液分析及培养 [8]，如病史及体格检查提示有感染，应当进行败血症方面的实验室检查。

②如新生儿黄疸超过 3 周，应该进行总胆红素和直接胆红素的测定以鉴别是否有胆汁淤积，同时进行甲状腺功能的检查及半乳糖血症的筛查。

③如直接胆红素水平升高，应进一步进行胆汁淤积方面的检查。

④如新生儿黄疸达到光疗水平并且其家族史、种族或地理起源表明可能有葡萄糖 -6- 磷酸脱氢酶（G-6-PD）缺陷，建议行 G-6-PD

水平的测定。目前我国南方很多医院在新生儿出生后常规检查 G-6-PD
水平。

在任何时期发生黄疸的新生儿中，下列因素都会提升血中游离胆
红素的水平，从而增加胆红素脑病的风险：酸中毒或缺氧、体温过低、
低蛋白血症、感染、给予母亲或婴儿的某些药物。

表 2-1 2004 年 AAP 新生儿黄疸干预指南新生儿黄疸的实验室检查

指标	评估内容
黄疸在 24 小时内出现	测量 TCB 和（或）TSB
小时胆红素水平过高	测量 TCB 和（或）TSB
新生儿黄疸达到需要接受光疗的水平或其 TSB 水平迅速上升而且不能用病史和体格检查来解释	如果没有脐带血，则查血型和 Coombs 试验全血细胞计数和涂片 直接胆红素测定 可根据条件选择性检查网织红细胞、G-6-PD、一氧化碳呼出率测定。亦可根据患儿年龄在 4~24 小时内复查 TSB
胆红素达到换血水平或光疗效果不佳	根据条件进行全血细胞计数、G-6-PD、白蛋白、一氧化碳呼出率测定
直接胆红素水平升高	尿液分析和培养，如病史及体格检查提示有感染，应行败血症方面的实验室检查
出生后 3 周或生病的新生儿出现黄疸	总胆红素和直接胆红素测定 如直接胆红素水平升高，应进一步进行胆汁淤积方面的检查 甲状腺功能和半乳糖血症筛查，并评估新生儿是否有甲状腺功能低下的症状

由于新生儿在产科的住院时间普遍缩短，很多不到 3 天就出院了，
因此应对所有的新生儿在其出院前进行黄疸发生风险评估及制订随访
计划，并告知父母黄疸的相关知识及监测黄疸的必要性。对于出院前
黄疸发生风险的评估，2004 年 AAP 指南推荐了两种预测方案，最好
的方案为用 Bhutani 列线图代表的出院前小时胆红素水平评估，或者
使用临床危险因素来进行评估。这两种方案可以单独使用也可以联合
使用。

（三）出院后随访

2004 年 AAP 黄疸干预指南根据美国的小时胆红素百分位曲线图推荐了随访时间及关注焦点：

①对于出生后 48 小时内出院的新生儿，应进行 2 次随访，第一次在出院后的 24~72 小时，第二次在出院后的 72~120 小时。

②随访时间：出生后 24 小时内出院的新生儿，应在 72 小时内随访；出生后 24~48 小时出院的，需在 96 小时内随访；出生后 48~72 小时出院的，需在 120 小时内随访。

③对于存在危险因素的新生儿，应多次随访，而无危险因素的新生儿，可延长随访时间间隔。

④如果适当的随访后仍不能排除黄疸风险，应增加随访次数直至可排除风险或者高风险期结束。

⑤结合出院前胆红素值及所在危险区，制订合适的随访计划。

我国 2014 年发表的《新生儿高胆红素血症诊断和治疗专家共识》提出的出院后随访计划，每例新生儿出院前应测 1 次 TSB 或 TCB，出院前胆红素水平处于 Bhutani 曲线的第 75 百分位以下的新生儿可以出院，出院后随访计划可参考表 2-2，对于存在高危因素的新生儿，出院后随访时间可考虑提前。

表 2-2　新生儿出院后的随访计划

出院日龄（小时）	出院时胆红素水平（百分位）	随访计划（天）
48~72	< 40	出院后 2~3
	40~75	出院后 1~2
72~96	< 40	出院后 3~5
	40~75	出院后 2~3
96~120	< 40	出院后 3~5
	40~75	出院后 2~3

三、新生儿黄疸的干预

2004 年美国儿科学会将胎龄 ≥ 35 周的新生儿血清胆红素超过小时胆红素列线图的第 95 百分位定义为高胆红素血症[1]，或被称为"病理性黄疸"。

当血清胆红素水平大于 342 μmol/L 和（或）上升速度每小时大于 8.5 μmol/L 会增加导致神经功能障碍（BIND）的风险。BIND 发生时，胆红素已经透过血脑屏障进入脑组织中。胆红素的毒性作用导致神经功能损伤的急性期临床表现称为"急性胆红素脑病"（ABE），如果及时发现并且得到有效的干预，胆红素诱导的神经功能障碍是可逆的。胆红素的毒性作用导致神经功能慢性和永久性的破坏称为"核黄疸"。核黄疸是不可逆的后遗症表现，对于患儿的影响是巨大的。新生儿黄疸干预的目的是预防严重黄疸，避免胆红素脑病的发生。干预包括预防、治疗两方面。

（一）预防

①母亲孕期均应进行 ABO 和 RhD 血型的筛查及免疫血清抗体的筛查。如果母亲血型为 Rh 阴性且存在较高水平的免疫血清抗体，需要注射抗 –D 丙种球蛋白预防 RhD 溶血；如果母亲血型为 O 型，新生儿出生后应留脐带血进行血型、G-6-PD 水平或者 Coombs 试验的检测。

②母亲尽早开奶，保证充足的母乳喂养，让新生儿在出生后 24 小时内有 4~6 次小便，以后每天小便次数在 10 次以上，或更换尿不湿 4 片以上。新生儿出生后 3 天内大便颜色逐渐改变，4~5 天大便应由墨绿色变成棕色或黄色。如出生后 1 周内体重丢失 7%~10%，应评估是否需要添加配方奶喂养。

③口服苯巴比妥。早期新生儿肝脏葡萄糖醛酸转移酶活性仅为成

人的 1%~2%，故未结合胆红素不能有效地与葡萄糖醛酸结合，而引起新生儿黄疸。苯巴比妥可增加肝细胞内 Y 蛋白含量，增加肝细胞膜通透性，从而增强肝细胞摄取未结合胆红素的能力。苯巴比妥每日应服 5 mg/kg，分 2~3 次口服，共 4~5 天。

④ 80% 以上的新生儿出生后都会出现黄疸，建议每 8~12 小时对所有新生儿监测一次胆红素，出生后 24 小时内出现黄疸者存在发生严重黄疸的风险，应密切监测。新生儿出生后，护理人员应利用所有的护理机会（包括洗澡、换尿布、换衣服等）观察其皮肤黄染的情况。一般情况下，新生儿血清胆红素超过 5~7 mg/dL 就会表现皮肤黄染，首先表现在面部皮肤黄染。如果在出生后 24 小时内发现皮肤黄染，应直接检测血清胆红素；如果在出生后 24 小时后发现皮肤黄染，可先采用经皮胆红素仪测定胆红素值，如果经皮胆红素测定值超过 Bhutani 小时胆红素列线图的第 75 百分位，应进一步测定血清胆红素。无论在出生后任何时间曾测过 TSB 和 TCB，在出院之前均应进行出院前的胆红素测定，并结合临床黄疸的危险因素制订出院后的随诊计划，对家长应做详细的解释，最好有详细的书面说明。

（二）治疗

新生儿高胆红素血症的治疗主要包括光疗、换血疗法和药物治疗。最安全、简单而有效的治疗方法就是蓝光治疗，胎龄 ≥ 35 周新生儿光疗指标见图 2-4。若结合胆红素大于 5 mg/dL，不应进行光疗。对于极低和超低出生体重儿应放宽光疗指征。

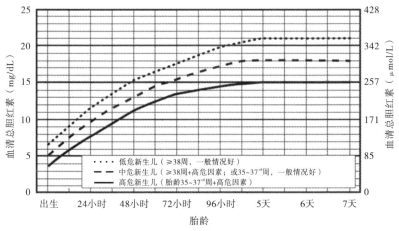

图 2-4　胎龄 ≥ 35 周新生儿光疗指标 [1]

四、新生儿黄疸的护理及康复

黄疸是新生儿时期常见的疾病之一，其主要的原因是血清中胆红素浓度增高，导致新生儿皮肤黏膜、巩膜出现黄染的表现，可进一步分为生理性黄疸和病理性黄疸两大类。我国 2014 年发表的《新生儿高胆红素血症诊断和治疗专家共识》为病理性黄疸的临床治疗提供了参考标准。生理性黄疸虽有相应的界定标准，但因其受地区、环境、民族、产妇孕期健康情况等多种因素影响，同时亦曾见小早产儿血清胆红素浓度处于安全范围内依然发生胆红素脑病的报道，提示我们生理性黄疸的上限值仍需要进一步研究。因而，对新生儿黄疸的护理，尤其是未达到治疗标准的新生儿，如何通过家庭及医院的护理，促进其血清胆红素的降低，显得尤为重要。

（一）加强对围生期的管理

做好对孕妇的宣传教育工作，使其了解影响新生儿黄疸水平变化的常见原因，积极配合医务人员做好规范的产前检查，减少胎儿在宫内感染的机会，尽可能减少围生期的并发症，尽量避免早产、难产的发生，做好产程的管理，及时、正确地处理宫内窘迫及新生儿窒息，避免因缺氧导致的新生儿未结合胆红素升高。针对有胎膜早破史、产妇发热、宫内窘迫、羊水混浊、产程较长的新生儿，应监测感染指标的情况，必要时考虑应用抗生素预防感染。

（二）充分喂养

分娩前应对产妇做好母乳喂养知识的宣传教育工作，使其了解母乳作为新生儿最理想的食物，不仅营养成分丰富，能满足新生儿生长发育的需求，还可以提高新生儿的机体免疫力，对胃肠功能成熟有促进作用，并且可以改善新生儿的神经发育情况，使产妇从心理到生理做好母乳喂养的准备。新生儿出生后，在条件允许的情况下，要与产妇早接触、早开奶。新生儿频繁的吸吮刺激能促进母乳的分泌，同时吸吮动作可以间接刺激胃肠蠕动，促进肠道吸收及胎粪排出。鼓励产妇按需哺乳，并充分评估母乳量是否满足新生儿需求。新生儿的尿量可作为喂养量是否足够的参考，一般情况下，出生后第一天新生儿应最少有一次小便，随着日龄增加，小便逐渐增多，每天小便 6~7 次提示母乳量充足。当新生儿患有部分疾病或产妇本身患有疾病或因各种原因服用药物和化学物质，产妇经过专业人员指导和各种努力，母乳分泌仍然不足的情况下，需采用适当的配方奶喂养或者混合喂养，以保证给新生儿提供充足的营养。保证水分和营养的供给，可促进新生儿肝脏葡萄糖醛酸的生成，提高其胆红素代谢，能明显增加其排便的次数和量，能有效避免胆红素在肠道的重吸收。尤其在光疗期间，为避免不显性失水的增多，优先选择冷光源光疗设备。若经口喂养量不能提供足量的水分及营养，应采用静脉补液的方式补给液体。

（三）促进胎便排出

新生儿肠道内胎便含有胆红素，各种原因造成的胎便排出延迟，均会导致肠道内胆红素的重吸收，增加肝肠循环。对于接受母乳喂养的新生儿，初乳是一种天然的泻药，可有效促进胎便排出。对于混合喂养或配方奶喂养的新生儿，可根据实际排便情况，酌情给予开塞露灌肠，缩短其胎便排出时间，促使胎便及时排出体内，减少肝肠循环的可能，降低胆红素的重吸收。开塞露灌肠，一般采用 10 mL 注射器，吸取开塞露 5 mL、生理盐水 5 mL，连接小儿一次性肛管，前端用液状石蜡充分润滑后，插入肛门 5~6 cm，注入经稀释的开塞露 7~8 mL，反折肛管后退出肛门，并使新生儿呈右侧卧位，夹闭肛门片刻，使开塞露充分稀释软化胎便，加速胎便及结合胆红素的排出，从而减少肝肠循环。

（四）音乐治疗结合抚触促进胆红素的降低

常规抚触作为一种温和的皮肤刺激，可以提高迷走神经的紧张度，增强胃肠蠕动，促进食物的吸收及粪便的排出。可在新生儿奶后 1 小时给予其沐浴，在沐浴结束后进行抚触。相关研究表明，给予新生儿抚触时，先采用俯卧位，对其背部及臀部进行轻柔抚触，后采用仰卧位，进行头面部、前胸、腹部、四肢的按摩。这样能增加新生儿的安全感，减少其哭闹等紧张行为，提高其舒适度。同时，由于噪声会对新生儿造成不良刺激，使其出现警觉、焦虑等表现，因此在抚触过程中，结合音乐疗法，播放节奏舒缓、规则，乐声悠扬的音乐，如《摇篮曲》《维也纳森林的故事》等，将音量控制在 50 dB 左右，可以有效缓解新生儿的不良反应，使其进一步放松，从而促进胎便排出，降低血清胆红素浓度。在抚触过程中，新生儿应注意保暖，室温维持在 26~28 ℃，随时观察新生儿的反应，如出现吐奶、剧烈哭闹、肤色改变等，应立即停止抚触并给予相应处理。

（五）游泳可促进胎便排泄

新生儿游泳是生物－心理－社会医学模式的应用。新生儿游泳时，水波及水的压力均能对新生儿的视觉、触觉、平衡觉产生刺激，起到一定的按摩作用。在水的浮力作用下，重力的影响减少，能够促进其血液循环，从而锻炼新生儿的心肺功能，进一步提高抵抗力，降低感染的可能。由于水中阻力较大，游泳会增加机体消耗，肠蠕动相应加强，排便增多，同时加速胃排空，新生儿食欲增加，睡眠亦得到改善。给予新生儿游泳时，应注意控制水温在 39~40 ℃，颈圈搭配稳妥，与颈部皮肤接触处应给予小毛巾保护，避免摩擦造成皮肤损伤，或给新生儿带来不适感。

（六）光疗的护理

光疗是通过光能量作用改变胆红素的形状、结构，使其中的胆红素转变为可在胆汁和尿液中直接排出的光胆红素结合体。根据新生儿的实际情况选择光疗的用具，常见仪器有双面光疗箱、光疗光纤毯、婴儿光疗床等。以双面光疗箱为例，在进行光疗前，需先清洁灯管上的灰尘，检查设备的完好性，查看灯管使用时间，定时测量光线强度，保证光疗的有效性。预热双面光疗箱至 30 ℃，将新生儿衣服除去，尽可能暴露全身皮肤，做好会阴部及眼睛的遮挡后将其放入箱内，开启光源，进行光疗。在治疗期间，因光线会影响医护人员对新生儿病情的观察判断，应注意使用心电监护仪持续监测新生儿的生命体征，避免体温探头松脱，导致光疗箱未能根据实际体温调节箱内温度，造成新生儿体温过高的情况出现。新生儿皮肤薄嫩，光疗时应注意避免由于新生儿哭闹，与周围环境摩擦所导致的皮肤损伤，可用透明敷料、小棉袜或安普贴保护肘部、踝部等骨突部位。另外，需重点观察新生儿皮肤黄染变化的情况，有无出现发热、皮疹、腹泻、青铜症等光疗的常见并发症。若新生儿肤温在38℃以上，应遵医嘱给予相应的降温处理。光疗时出现的皮疹多为一过性，暂停光疗后，皮疹能逐渐消退。光疗分解产物通过肠道排出，对肠黏膜产生一定的刺激，引起肠蠕动增加，大便稀薄，护理上应及时更换尿片，使用护臀膏，保护臀部皮肤，预防红臀的发生。同时对大便颜色、性质及量进行评估，准确记录，给医生制定治疗方案提供参考。青铜症表现为新生儿皮肤、血清、尿液呈深灰棕色（俗称"青铜色"）的临床症状，通常不需要过多干预，待光疗结束或胆汁淤积消退后，肤色等可恢复正常。重度黄疸的新生儿，应特别注意有无呼吸暂停、呕吐、抽搐或皮肤青紫等表现。光疗结束后，需持续监测胆红素水平，有明显反弹时，考虑重复光疗或遵医嘱给予相应措施处理。

（七）换血的护理

对于严重黄疸，换血是最重要的干预手段。换血前，停止哺乳一次，防止呕吐造成呛奶窒息，选择相对独立、清洁的环境，认真检查换血所需的物品、药品及各种仪器设备，开放2条静脉通道、1条动脉通道。常规用物包括心电监护仪、输血泵1台、输液泵2台、输血装置、输液装置、10 U/mL肝素钠盐水、称重设备、葡萄糖酸钙、10%葡萄糖溶液、血液加温器等。换血量为150~180 mL/kg。根据医嘱准备血制品。2条静脉通道，1条用于输血，1条用于其他静脉用药，输血端静脉留置针部位与动脉留置针部位尽可能间隔相对长的距离。开通动脉通道时，首选桡动脉，因其较表浅，置管成功率较高，但应注意置管前要完成Allen实验，避免桡动脉置管后手掌侧支循环不良的发生。Allen实验要求操作者用手指同时按压计划置管的桡动脉和同侧尺动脉，抬高新生儿的手，直至其手掌变白，松开对尺动脉的压迫，继续保持按压桡动脉，观察手掌颜色变化。若手掌颜色在10秒内迅速变红或恢复正常，即 Allen 实验为阴性，可在此侧置入动脉留置针，否则为阳性，表明手掌侧支循环不良，应选择其他动脉置管。静脉端连接输血泵，按常规输血方法执行。动脉留置针接三通管，直行端接输液管的末端，并将此输液管的墨菲氏滴管以上部分裁去，接入一只废弃输液瓶中，用于收集废血。此输液管经反方向接入输液泵中，以达到用输液泵调节出血速度的目的。三通管侧端接肝素钠盐水，若放血端管道有凝血堵塞时，做冲管用。输血管道需经过输血加温器加热至 37 ℃方可输入患儿体内，避免输入温度过低的液体造成患儿出现低体温及其他不良反应。将输血泵及放血端输液泵同时开启，保持二者速度一致，由慢到快。整个换血过程尽量控制在 2~2.5 小时内。换血过程中，应给予患儿镇静，护士严密观察其各项生命体征，以及输血泵、放血端输液泵的运转情况，保证进出通畅，出入量相对一致，每 5 分钟测量无创血压，记录生命体征一次。每换血 100 mL，测量床边微量血糖，如血糖异常，应根据医嘱及时处理。由于置换的血液多为库存血，血制品释放的钾离子易导致高血钾、低血钙的发生，应注意观察患儿有无四肢抖动、抽搐等表现，加强对生化指标的监测，有异常反应，根据医嘱积极处理。换血结束后，护士应对换血量做好精确测量，废血需称重后再行处理，做好记录，拔出动脉留置针，压迫止血。

（八）家属的心理护理及健康宣传教育

新生儿黄疸是新生儿时期的常见疾病。部分家属不了解严重胆红素堆积可引起胆红素脑病，造成神经系统不可逆损害的后果，因而对新生儿黄疸并没有引起足够的重视。护理上应向家属充分解释黄疸的病因及相关的疾病知识，做好随访的宣传教育工作，指导家属当新生儿出现黄疸时，做好日常的护理，并主动配合医务人员做好黄疸的观察及监测，尽快降低胆红素浓度，必要时住院治疗。做好心理安慰，减轻家属的紧张焦虑情绪，帮助家属建立治疗的信心。

参考文献

[1] Subcomittee on hyperbilirubinemia. Management of hyperbilirubinemia in the newborn infant 35 or more weeks of gestation [J]. Pediatrics, 2004, 114(1): 297-316.

[2] BHUTANI V K, JOHNSON L, SIVIERI E M. Predictive ability of a predischarge hour-specific serum bilirubin for subsequent significant hyperbilirubinemia in healthy term and near-term newborns [J]. Pediatrics, 1999, 103(1): 6-14.

[3] BURKE B L, ROBBINS J M, BIRD T M, et al. Trends in hospitalizations for neonatal jaundice and kernicterus in the United States, 1988-2005 [J]. Pediatrics, 2009, 123(2): 524-532.

[4] KUZNIEWICZ M W, ESCOBAR G J, NEWMAN T B. Impact of universal bilirubin screening on severe hyperbilirubinemia and phototherapy use [J]. Pediatrics, 2009, 124(4): 1031-1039.

[5] MOISE K J. Jr. Management of rhesus alloimmunization in pregnancy [J]. Obstet Gynecol, 2008, 112(1): 164-176.

[6] OEPKES D. Adama Van Scheltema P.Intrauterine fetal transfusions in the management of fetal anemia and fetal thrombocytopenia [J]. Semin Fetal Neonatal Med, 2007, 12(6): 432-438.

[7] 李秋平, 封志纯. 美国儿科学会最新新生儿黄疸诊疗指南 [J]. 实用儿科临床杂志, 2006, 21(14): 958-960.

[8] GARCIA F J, NAGER A L. Jaundice as an early diagnostic sign of urinary tract infection in infancy [J]. Pediatrics, 2002, 109(5): 846-851.

[9] 邵肖梅, 叶鸿瑁, 丘小汕. 实用新生儿学 [M]. 4版. 北京: 人民卫生出版社, 2011: 613-614.

第三章　新生儿黄疸的诊断技术及意义

新生儿黄疸是新生儿期常见的临床疾病，如果不及时监测及治疗，重症黄疸可能发生胆红素脑病，遗留下听力丧失、脑性瘫痪、智力发育障碍等后遗症，给个人、家庭及社会带来沉重的负担。2009年1~12月，中华医学会儿科学分会新生儿学组成员单位进行了回顾性的病例调查分析，33家接受调查的医院共报348例新生儿胆红素脑病病例，大约占收治患儿总数的4.8%。目前我国产妇产后平均住院时间明显缩短，新生儿出院后医院缺乏对其胆红素的系统性随访，人们对黄疸的高危因素和重症黄疸的危害认识不足，导致胆红素脑病的发生并非罕见。据统计，在广西，农村人口发生胆红素脑病的概率比城市人口高，普及新生儿黄疸知识迫在眉睫。因此，及时准确、创伤小、便捷的监测胆红素技术尤为重要。现将监测胆红素的技术及意义介绍如下。

一、测定血清总胆红素（TSB）

测定血清总胆红素是诊断黄疸的金标准，目前在新生儿黄疸的风险评估及处理中均按照血清总胆红素作为计算值。

这种方法是抽取动脉血或静脉血检测总胆红素值，具有准确性高、干扰因素少等优势。但新生儿血管细小，增加穿刺抽血的难度，抽血穿刺又增加新生儿皮肤损伤及疼痛甚至继发感染的风险，不利于反复检查及动态监测黄疸。

二、测定经皮胆红素（TCB）

测定经皮胆红素系无创性检查，用黄疸仪（图 3-1）测定黄疸数值，具有及时、迅速、动态、无创、便捷等优点。黄疸仪从 20 世纪80 年代开始应用于临床，常用的主要有 Minolta JM 系列、JH20 系列、JD 系列、NJ33 型、BiliChek 型等，其中 JM-103、JH20-1C 是目前国内测定黄疸的主流型号。经皮测胆红素受多种因素影响，有时与真实的黄疸数值有偏差，经过不断科学改进及创新后，2013 年国内开始用BiliChek 型经皮测黄疸仪（图 3-2），能够将干扰因素基本去除，结果更为准确可靠。常用检测经皮胆红素的部位有胸骨、前额（眉心）、脸颊、肩胛等，但大多数学者认为最佳部位是胸骨、前额。中度黄疸水平时（10 mg/dL< 血清总胆红素 <20 mg/dL），经皮测胆红素值才相对准确，轻度黄疸（血清总胆红素 <10 mg/dL）或重度黄疸（血清总胆红素 >20 mg/dL）的经皮胆红素值欠准确。理论上，经皮胆红素与血清总胆红素应该一致，但经皮胆红素受新生儿接受光疗、种族肤色、胎龄、体重、日龄、性别、伴随疾病等因素的影响，其结果不一定与血清总胆红素水平完全一致，故在临床使用中应定期对黄疸仪进行质控。经过调查研究，大部分学者建议在开始光疗前用直径约 2 cm 不透光贴片遮盖测量部位，检测遮盖部位经皮胆红素值，得到的黄疸数值较接近真实值。BiliChek 型经皮测黄疸仪自带独有贴片，可剔除光疗对皮测胆红素的影响。

经皮测定胆红素值相对准确的理想条件是，监测遮盖部位（光疗时）、胸骨和前额，采用 BiliChek 型测定仪，中度黄疸水平，足月儿，出生 24 小时后的新生儿等。

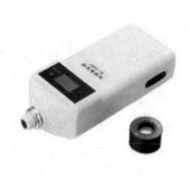

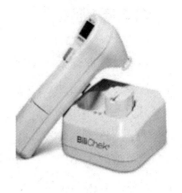

图 3-1　JH20-1B 型经皮测黄疸仪　　　　图 3-2　BiliChek 型 TCB 测定仪

三、测定呼出气一氧化碳（ETCOc）含量

人类内源性一氧化碳（CO）主要通过依赖还原型辅酶Ⅱ（NADPH）和细胞色素 P450 的血红素加氧酶（HO）催化的血红素分解产生。HO 降解血红素产生胆绿素、铁离子，并释放与胆绿素等量的 CO，产生的胆绿素很快被胆绿素还原酶还原为胆红素，而 CO 与血红蛋白（Hb）结合以碳氧血红蛋白（COHb）形式沿血液循环转运到肺，COHb 分解释放的 CO 随呼气排出。故稳定状态下，COHb 水平与经肺呼出的 CO 是平衡的，测定血液 COHb 及呼气末 CO（ETCO）都可间接反映体内胆红素的水平。正常情况下，仅有不到 1% 的 Hb 成为 COHb（COHb/tHb 为 0.4%~0.7%）。国外学者早在 20 世纪 70 年代就已采用内源性 CO 作为衡量新生儿黄疸胆红素水平的指标。探讨研究表明，COHb 在新生儿溶血病中增高较为显著，说明血管内溶血是引起黄疸的主要原因。感染性黄疸、母乳性黄疸等情况下，患儿 COHb 与对照组比较差异无显著性。因此，测定溶血病患儿呼出气一氧化碳含量可预测是否发生重度黄疸。若没有条件测定 ETCOc，血液中的 COHb 水平可作为胆红素生成情况的参考。

四、自动拍照检测胆红素

自动拍照检测胆红素由云端学习部分和客户端实时计算部分组成。云端学习部分首先收集包含比色卡的新生儿肤色图像、新生儿出生胎龄、时龄、体重及血清总胆红素值，再使用人工智能技术生成胆红素计算模型。客户端实时计算部分使用智能手机下载相关应用软件，配合参照比色卡自动拍摄新生儿皮肤图像，拍摄部位与经皮黄疸测试仪经皮测定部位相同，并将其上传至云端。云端学习部分得到的胆红素计算模型会对上传的新生儿皮肤图像进行分析并计算得到胆红素值。医护人员实时在智能手机上获得胆红素值和风险级别提示。为保证摄影镜头特性统一，需采用同型号的智能手机。

五、其他方法

近年来，国外开发应用葡萄糖氧化酶、过氧化物酶方法测定血清游离胆红素，有助于胆红素脑病的监测和诊断。

测定 TSB 和 TCB 在临床上普遍使用，测定 ETCOc 和自动拍照检测胆红素在部分医院开展，其他方法在国内尚未推广开展。

参考文献

[1] 中华医学会儿科学分会新生儿学组. 中国新生儿胆红素脑病的多中心流行病学调查研究 [J]. 中华儿科杂志，2012，50（5）：331-335.

[2] 中华医学会儿科学分会新生儿学组，《中华儿科杂志》编辑委员会. 新生儿高胆红素血症诊断和专家共识 [J]. 中华儿科杂志，2014，52（10）：745-748.

［3］赵丹丹，黄迪，高翔羽．经皮胆红素测定在新生儿黄疸中的应用［J］．中华儿科杂志，2017，55（1）：74-77．

［4］容志惠，罗芳，马丽亚，等．基于智能手机应用软件拍照监测对新生儿高胆红素血症随访的意义［J］．中华儿科杂志，2016，54（8）．

［5］蒲秀红，邱萌，郭晓清，等．高胆红素血症新生儿碳氧血红蛋白检测的意义［J］．实用儿科临床杂志，2006，21（20）：1411-1412．

第四章 胆红素脑病

一、胆红素脑病的定义

胆红素脑病是黄疸最严重的并发症，是指胆红素对基底节及各种脑干神经核毒性所致神经系统损害。2004年，美国儿科学会将胆红素脑病分为急性胆红素脑病（acute bilirubin encephalopathy，ABE）和慢性胆红素脑病（又称核黄疸，kernicterus）。急性胆红素脑病用于描述一周内的新生儿由于胆红素毒性所致的急性临床表现，核黄疸用于描述胆红素毒性的慢性和永久性表现。

二、脑电生理改变及发病机制

ABE病理学典型的两个特征：特殊区域神经核团的胆红素黄染和神经元的坏死。仅有胆红素的黄染，没有神经元损伤的显微镜下的证据，不能诊断为ABE。

未结合胆红素是无极性和脂溶性的，在血浆中的溶解度极低，与血浆白蛋白紧密但可逆地联结和运输，未联结部分更容易透过血脑屏障与脑细胞联结，游离胆红素因其脂溶性而沉积在细胞膜脂质层，使细胞膜通透性和细胞形态学改变，细胞膜脂质成分形成减少、脂质双分子层发生不可修复的崩解，最终导致神经元凋亡。

线粒体是细胞生命活动的控制中心，它不仅是细胞呼吸链和氧化磷酸化的中心，还是细胞凋亡的调控中心。线粒体是胆红素毒性作用的最初部位，胆红素沉积于神经细胞膜，使 Na^+、K^+– ATP 酶和 Ca^{2+}– ATP 酶活性降低，从而抑制神经细胞腺苷三磷酸（ATP）的能量转化，影响脑细胞的功能状态和能量代谢，并造成相应部位神经元数量减少。

突触是一个神经元的冲动传到另一个神经元或另一个细胞间的相互接触的结构。它是神经元之间在功能上发生联系的部位，也是信息传递的关键部位。研究表明，胆红素对中枢神经系统的损害与兴奋性氨基酸（excitatory amino acids，EAA）及 N- 甲基 -D- 天冬氨酸（N-methyl-D-aspartic acid，NMDA）受体的活化密切相关[1]。胆红素对神经系统的损害导致线粒体生成 ATP 发生障碍，Na^+、K^+-ATP 酶和 Ca^{2+}-ATP 酶活性降低，导致突触前膜持续处于去极化状态，并持续释放神经递质 EAA，从而使突触间隙中有大量的 EAA 堆积，使相近的 NMDA 受体处于局部去极化，突触后细胞膜呈去极化，导致神经细胞水肿，甚至凋亡。另有研究显示，胆红素能影响海马神经细胞间神经递质的传递，降低蛋白激酶 C 及钙调素活性，导致慢性细胞死亡[2]。

胆红素神经毒性有时间及剂量依赖性，少量胆红素对神经系统无损害。随着时间的延长、剂量的增加，毒性作用加剧，神经毒害越严重，恢复的可能性就越小。胆红素脑病是多因素作用的过程，黄疸的严重性和持续时间，所累积的中枢神经系统结构的成熟度，白蛋白联结能力，生理环境，细胞膜的组成和代谢状况均可促进神经功能障碍的发展。

三、临床表现

急性胆红素脑病指新生儿出生后 1 周内胆红素毒性急性的临床表现，是新生儿黄疸的严重并发症。神经系统症状和体征通常出现在严重黄疸后 12~24 小时。典型的急性胆红素脑病经历 3 个阶段。

第一阶段在出生后前几天，患儿反应略低下，嗜睡，轻度肌张力减低，活动减少，吸吮力弱等。此阶段是可逆的。

第二阶段患儿表现为易激惹，哭声高调，拒乳，呼吸不规则甚至暂停，嗜睡和肌张力增高，可伴有角弓反张、惊厥、发热，重症者可深度昏迷，甚至中枢性呼吸衰竭而死亡。此阶段肌张力增高者可发展为核黄疸，如紧急换血，可能可以逆转中枢神经系统的改变。

第三阶段通常发生在出生1周后，患儿肌张力增高消失，转为肌张力减弱，随即肌张力和对外界反应逐渐恢复，继而呼吸好转，1~2周后急性期症状可完全消失[3]。

核黄疸是慢性或永久性胆红素毒性的临床后遗症。临床上可有核黄疸四联征：

①严重肌张力障碍或伴手足徐动症：表现相对持久或持续终身，严重手足徐动症可妨碍四肢功能的发育。

②听觉神经病变或不同步性所致的重度听力障碍或耳聋。

③动眼神经功能损害：表现为眼球转动困难，尤其是向上凝视。

④牙釉质发育不全：有绿色或棕褐色门牙，门齿有弯月形缺陷[4]。

四、辅助检查

（一）MRI表现

胆红素神经毒性的易损细胞主要是神经元和星形胶质细胞，在相同剂量的胆红素作用下，神经元主要表现为凋亡，而星形胶质细胞表现为线粒体功能的改变。胆红素最易侵犯的区域主要是基底神经节的苍白球，尤其是苍白球中后部，其次是下丘脑核、黑质、海马，少数累及耳蜗神经核、动眼神经核、前庭神经核。

急性胆红素脑病的MRI显示为受累部位的T1W1高信号、T2W1等信号或稍高信号、DWI等信号。双侧苍白球区域的对称性高信号为新生儿期胆红素脑病的特征性改变。有研究提出 MRI T1W1 苍白球对称性高信号，与黄疸的严重程度及暴露时间有密切关系[5]，MRI T1W1 苍白球高信号可能是急性期星形胶质细胞的反应，由胆红素在神经细胞的沉积或胆红素对神经细胞质膜的破坏所致[6]。有学者认为胆红素对神经系统的毒性作用在早期是可逆的，故这种急性期的 T1W1 高信号有可能是一种瞬态现象，可在 1~3 周后消失，可能与髓鞘化有关，是一个发育过程，与疾病长期预后无必然联系[7]。还有部分研究认为，如仅出现急性期 T1 高信号，而相应部位并未在慢性期出现 T2 高信号，则提示预后良好。若在相同部位经数周或数月后转变成 T2W1 高信号（即慢性胆红素脑病），往往提示预后不良[8]。胆红素脑病急性期 DWI 信号无异常改变，可能是胆红素沉积引起神经细胞改变的主要形式为凋亡，而水分子变化较小，未造成 DWI 信号变化，或变化强度较弱，无法与周围信号区分。（图 4-1、图 4-2）

双侧苍白球对称性 T2W1 高信号为慢性胆红素脑病的特征性表现，常提示预后不良。

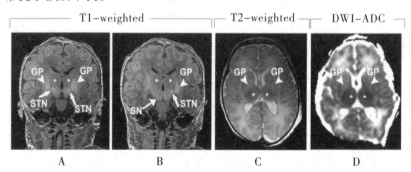

图 4-1　急性胆红素脑病横状和冠状面 T2 加权和冠状 T1 加权表现图
（5 日龄男婴）

GP：苍白球；STN：丘脑底核；SN：黑质体
A~B 中，T1 加权，双侧苍白球、丘脑底核、黑质体有明显信号增强；
C 中，T2 加权，双侧苍白球信号稍增强；D 中 DWI 双侧苍白球未见扩散受限信号

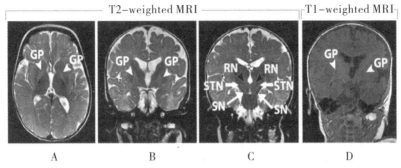

图 4-2 横状和冠状面 T2 加权和冠状 T1 加权表现图

（6 月龄男婴，曾有新生儿黄疸病史）

GP：苍白球；STN：丘脑底核；SN：黑质体；RN：红核

A~C 中，T2 加权，双侧苍白球对称性明显稍长 T2 信号，右侧黑质体信号稍增强；

D 中，T1 加权，未显示相关部位的增强信号

（二）脑干听觉诱发电位改变

脑干听觉诱发电位（brainsterm auditory evoked potential，BAEP）是检测脑干及听觉传导通路受损较为敏感的客观指标，能客观敏感地反映中枢神经系统功能的损害。凡是累及听觉通道的任何病变或损伤都会影响 BAEP。BAEP 的异常改变是胆红素脑病患儿常见表现之一，有些胆红素脑病的神经功能损害仅表现为 BAEP 异常，在胆红素脑病早期便可表现出异常。

胆红素脑病 BAEP 的异常主要表现：Ⅰ波、Ⅲ波和Ⅴ波的潜伏期延长，波幅降低，特别是Ⅲ波和Ⅴ波。

Ⅲ波起源于耳蜗核，Ⅴ波来自间脑的外侧丘系；Ⅰ~Ⅲ波间期延长可能是最早的改变，有些学者认为 Ⅰ~Ⅴ 波间期延长可能更准确。BAEP 的变化与异常的胆红素毒性的严重程度密切相关，晚期的持续的 BAEP 异常常提示预后不良，可逆的变化通常发生在胆红素明显降低后，BAEP 逐渐恢复正常；反之，持续的 BAEP 异常与黄疸消失无关，常提示发生核黄疸的风险增加。

（三）听觉神经相关病变

听觉障碍是急性或慢性胆红素脑病重要的临床症状之一。胆红素暴露导致脑干听觉神经核的神经细胞内的钙缓冲蛋白功能抑制可能是胆红素毒性的主要发病机制。胆红素对听觉通路的多个部位都有影响。听觉通路包括蜗神经核、上橄榄核，内侧丘系为胆红素毒性敏感部位。

胆红素暴露的时间越长，听觉系统受损部位越广泛。根据胆红素暴露时间的长度的不同，临床上表现为从轻度的听觉不同步到极重度异常或耳聋。正常的耳蜗功能和异常或缺失的听觉神经功能被称为听觉神经病变或听觉不同步。听觉神经病变谱系障碍（auditory neuropathy spectrum disorder，ANSD）是指耳蜗功能正常或接近正常而听觉神经功能异常或缺失的一系列疾病谱。听觉神经病的发生与胆红素浓度成正相关，随着胆红素浓度的升高，神经系统病变会发展为不可逆性的。目前对于黄疸所致的 ANSD 的评估主要采用听觉检查，主要包括听觉诱发电位、耳声发射、脑干诱发电位等。

五、预防

新生儿胆红素脑病预防是关键。对新生儿黄疸，必须尽早处理，防止其发展成胆红素脑病。对于发生急性胆红素脑病者，可根据各期表现予对症治疗。慢性胆红素脑病(核黄疸)目前尚无特异性治疗方法，目前的治疗目标主要针对肌张力异常和听力障碍的改善和纠正，以及指导早期干预智能和运动发育。

【胆红素脑病病例】

患儿，女，5 天 12 小时，因"发现皮肤黄染 4 天"入院。系第 1 胎第 1 产，孕 36 周顺产出生，出生体重 2.55 kg，出生羊水清，Apgar

评分 10 分，脐带、胎盘无异常。出生后母乳喂养，吃奶好，无呕吐，大小便已解，无异常。4 天前出现皮肤黄染，逐渐加重，黄疸波及全身，程度重，未予特殊处理。病程中吃奶、反应欠佳，无尖叫、易激惹、抽搐等不适。母孕期及家族史无特殊。

入院查体：生命体征正常，精神、反应欠佳，全身皮肤重度黄染，前囟平软，心肺腹查体未见异常，四肢肌张力稍减低，吸吮反射、拥抱反射、握持反射减弱。

入院检查：①肝功能，总胆红素 456.5 μmol/L，直接胆红素 30.6 μmol/L，间接胆红素 425.9 μmol/L，总蛋白 54.7 g/L，白蛋白 40.4 g/L，谷丙转氨酶（ALT）10 U/L，葡萄糖 -6- 磷酸脱氢酶 356 U/L（正常值 1300 U/L）。②血常规，白细胞计数（WBC）17.35×10^9/L，红细胞计数 5.46×10^{12}/L，血红蛋白浓度（Hb）168 g/L，血小板计数 307×10^9/L。血型为 AB 型，RhD 血型鉴定为阳性。③头颅磁共振，双侧苍白球 T1W1 对称性高信号影。脑干听觉诱发电位未见异常。

入院诊断：①新生儿黄疸；②胆红素脑病；③葡萄糖 -6- 磷酸脱氢酶缺乏症。

治疗及转归：患儿系 36 周早产儿，有葡萄糖 -6- 磷酸脱氢酶缺乏，入院查总胆红素明显升高，以间接胆红素升高为主，小时胆红素值达换血标准，征得家属同意后，予换血、强光疗退黄、营养脑神经治疗等处理。换血后复查总胆红素 256.8 μmol/L，直接胆红素 16.3 μmol/L，间接胆红素 240.5 μmol/L，继续予照蓝光退黄。经多次照蓝光退黄治疗后，末次复查总胆红素 108.6 μmol/L，直接胆红素 10.3 μmol/L，间接胆红素 98.3 μmol/L，小时胆红素水平低于第 40 百分位。患儿精神、反应好转，无抽搐、尖叫，无角弓反张、双眼凝视等，吃奶情况良好，住院第 6 天病情好转出院。出院 3 个月后复查头颅磁共振未见异常。

参考文献

［1］HOFFMAN D J，ZANELLI S A，KUBIN J，et al. The in vivo effect of bilirubin on the N−methyl−D−aspartate receptor /ion channel complex in the brains of newborn piglets［J］.Pediatr Res，1996，40（6）：804−808.

［2］HANG L，LIU W，TANS WELL A K，et al. The effect of bilirubin on evoked potentials and long−term potentiation in rat hippocampus in vivo［J］.Pediatr Res，2003，53（6）：939−944.

［3］邵肖梅，叶鸿瑁，丘小汕.实用新生儿学［M］.4版.北京：人民卫生出版社，2011：298.

［4］杜立中.新生儿高胆红素血症［M］.北京：人民卫生出版社，2015：39.

［5］毛健，富建华，陈丽英，等.重度高胆红素血症新生儿苍白球磁共振成像特征及其临床意义［J］.中华儿科杂志，2007，45（1）：24−29.

［6］RODIIGUES C M P，SOLA S，CASTRO R E，et al. Penurbation of membrane dynalIlics in nerve cells as an erly event during bilimbin−induced apoptosis［J］.J Lipid Res，2002，43：885−894.

［7］HARRIS M C，BERNBAUM J C，POLIN J R，et al. Developmental follow−up of breastfed term nd near−term infants with marked hyperbilirubinemia［J］.Pediatrics，2001，107：1075−1080.

［8］OKumura Akihisa，Kidokoro Hiroyuki，Shoji Hiromichi，et al. Kernucterus in preterm infants［J］.Pediatrics，2009，123（6）：1052−1058.

第五章　新生儿黄疸的治疗

新生儿黄疸对新生儿危害最大的是间接胆红素，其超过一定水平可通过血脑屏障导致神经系统的损害。对该病的治疗标准目前并无绝对的参考值界限，主要依据是患儿的病情及胆红素水平。小时胆红素水平呈动态变化的过程，对神经系统的影响还与胎龄、体重、出生日龄，以及身体状况如窒息、代谢性酸中毒及人血白蛋白水平等密切相关。对于非严重的黄疸首选有效的治疗方法是光疗，而换血治疗是降低游离胆红素最有效的方法，适用于潜在胆红素脑病等严重情况，其他治疗包括药物治疗等。

一、光疗

光疗是降低间接胆红素简单有效的治疗方法，原理是通过特定波长的光线照射，使皮肤上脂溶性的间接胆红素转变为水溶性的异构体从而直接从尿液或粪便排出。

（一）光疗的适应证

①当血清胆红素水平超过小时胆红素水平的 95%，为高危需光疗干预患者。

②胎龄 ≥ 35 周、体重 ≥ 2500 g 的新生儿多采用美国 Bhutani 等制作的新生儿小时胆红素曲线作为光疗参考标准，光疗指标见图 5-1。

③早产儿血脑屏障功能差，较低的胆红素水平即可导致神经系统的损害，因此指征应放宽。体重 < 2500 g 的早产儿光疗标准参考表 5-1。

④对于早期早产儿、极低出生体重儿，可采用预防性光疗——见黄即光疗。

⑤无条件换血的医院也应适当放宽光疗指征以减少胆红素脑病的发生。

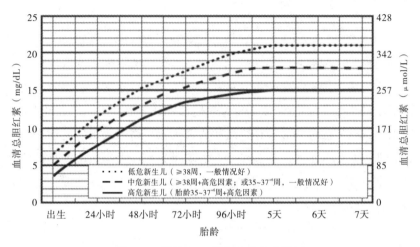

图 5-1　胎龄 ≥ 35 周新生儿光疗指标

注：高危因素包括同族免疫性溶血、G-6-PD 缺乏、窒息、显著嗜睡、体温不稳定、败血症、代谢性酸中毒、低白蛋白血症。

表 5-1　出生体重 <2500 g 的早产儿出生后不同时间光疗和换血血清总胆红素参考标准

单位：mg/dL，1 mg/dL=17.1 μmol/L

出生体重 (g)	<24 小时		24~48 小时		48~72 小时		72~96 小时		96~120 小时		>120 小时	
	光疗	换血	光疗	换血	光疗	换血	光疗	换血	光疗	换血	光疗	换血
<1000	4	8	5	10	6	12	7	12	8	15	8	15
1000~1249	5	10	6	12	7	15	9	15	10	18	10	18
1250~1999	6	10	7	12	9	15	12	15	12	18	12	18
2000~2299	7	12	8	15	10	18	12	20	13	20	14	20
2300~2499	9	12	12	18	14	20	16	22	17	23	18	23

（二）光疗的禁忌证

结合胆红素升高大于 85 μmol/L 或伴肝功能损害的患儿不宜进行光疗。

光疗中最有效的波长为 450~460 nm 的光线，现多采用波长为 425~475 nm 的蓝绿光源及光谱纯的冷光源。光疗的效果与光疗的强度及面积有关，缩短光疗的距离可增加光疗的强度。一般排灯距离患儿 25~35 cm，尽量暴露光疗的皮肤以增加光疗的效果，但要注意保护患儿的眼睛和会阴部位，避免光疗损伤其视网膜和性腺生殖细胞。光疗的程度越高，胆红素消退的效果越好，双面光光疗效果优于单面光光疗，胆红素水平较高时建议使用双面光治疗。

根据患儿胆红素水平采取适当的光疗方法，大多数光疗 24~48 小时，即达到理想效果，也可采取光疗 12 小时，暂停 8~12 小时的方法。部分研究显示间歇性光疗（光疗 12 小时，停 12 小时）与持续性光疗相比，两者的效果相当，但前者可减轻光疗的发热、腹泻等副作用，原理是胆红素转化成异构体的时间较短，在几分钟内即可完成，光疗只作用于浅层皮肤，血清胆红素分布到皮肤需要 1~3 小时，过长时间的光疗并不会明显降低胆红素，反而会增加副作用的风险。

目前对于严重黄疸仍主张采用持续光疗的方法，需要连续光疗 48~72 小时，可降低换血率。

自然光源中包含可见光波长 400~760 nm，对于轻度黄疸的患儿，在家晒太阳亦能达到退黄的效果，可每日选择太阳光强度适合的时间，夏天 7~10 时，冬天 12~15 时，每日照射 2~3 小时，可隔着玻璃照射，避免紫外线的损伤。但光疗时需要裸露皮肤，很难保证新生儿在日光下的保暖和防止晒伤。

光疗有一定的副作用，但发生率较低，以发热、皮疹、腹泻、青铜症常见，这些副作用大部分在停止光疗后对症处理就很快消失，光疗可导致不显性失水增加，可适当地补充水分。

有胆汁淤积症的患儿，光疗后产物不能通过胆道排泄，应避免光疗。过去的观点认为，光疗是安全的，副作用短暂，但近年来部分观点认为光疗可导致皮肤和生殖细胞 DNA 的损伤，远期增加成年后皮肤癌、生殖功能障碍的风险，而这些远期的副作用尚未被证实，但光疗仍需把握好指征，应避免过度治疗。有研究显示新型发光二极管（LED）冷光源与传统蓝光相比，具有同样的效果，但前者不含紫外线和红外线，可避免光疗的皮肤损伤等副作用，可推广运用。

二、换血治疗

换血治疗是降低胆红素的最迅速的方法。

（一）适用指征

①产前明确有严重的溶血病，出生脐带血血红蛋白 < 110 g/L，伴水肿、肝大、心衰。

②患儿胆红素水平达到潜在胆红素脑病警戒水平，胎龄 ≥ 35 周、体重 ≥ 2500 g 参照美国儿科学会换血标准曲线（图 5-2）。早产儿、低出生体重儿（体重 < 2500 g）应放宽指征（表 5-1）。

③已出现胆红素脑病的早期表现，无论胆红素水平多高，均应采取换血治疗。

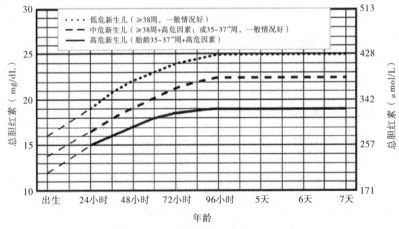

图 5-2　美国儿科学会换血标准曲线

（二）血源的选择

① ABO 溶血病，体内存在患儿血型抗体，如果换血时输入与原血型相同的全血，会导致再次溶血和黄疸出现的可能，因而最好采用 AB 型血浆和 O 型红细胞混合换血。

② Rh 血型不合性溶血时应采用和母亲相同的 Rh 血型。

③ 换血时最好采用 7 天内的新鲜血，以避免库存血导致的严重高钾血症。

（三）换血途径

近年来多使用外周动静脉同步换血方法，红细胞与血浆比例应为（2~3）：1，换血量一般为患儿血容量的 2 倍，即 150~180 mL/kg。

换血过程存在一定的危险性，有出现各种并发症的风险，如出血、血压波动、感染、酸碱平衡失调、电解质紊乱，严重时可危及生命。因此，换血过程必须严格无菌操作，可预防性地使用抗生素预防感染（一般用 3 天），以及使用止血药预防出血。换血过程应等容匀速地抽出血液和输入血液，注意控制换血时间一般在 90~120 分钟内，避免输注过久，增加各种并发症的风险。换血过程严密监测生命体征、血氧、血气的变化，及时处理异常指标，避免严重并发症的发生。换血后黄疸仍有反跳的可能，甚至超过换血前水平，仍需密切监测胆红素水平，前 6 小时每 2 小时监测 1 次，之后可间隔 6 小时监测 1 次，直至病情稳定，必要时再行第 2 次换血。

三、药物治疗

（一）酶诱导剂

酶诱导剂可促进肝细胞中的微线粒体生成葡萄糖醛酰转移酶，提升 Y 蛋白在肝细胞内的比例，增加肝细胞生物膜通透性，进而加快未结合胆红素进入肝细胞的速度，促使血清总胆红素水平下降。常用的酶诱导剂是苯巴比妥和尼可刹米：苯巴比妥每天 5~10 mg/kg，可分 2~3 次口服，也可每天一次肌内注射；尼可刹米每天 100 mg/kg，分 2~3 次使用，疗程一般为 5 天。对于尿苷二磷酸葡萄糖醛酸基转移酶（UGT）活性低下，该类药有使用指征，但新生儿黄疸常规检查并没有行 UGT 相关基因的检查，很难确定是否存在 UGT 活性降低的可能，近年来的相关指南和共识并没有常规推荐使用。

（二）白蛋白

白蛋白不能降低胆红素水平，但可以与游离的胆红素相结合，减少游离胆红素透过血脑屏障的机会，起到预防胆红素脑病的作用，主要用于严重黄疸、有潜在胆红素脑病风险的情况。鉴于严重胆红素对神经系统损害的风险，过去对白蛋白的使用较为积极，近年来的实践显示，只有患儿人血白蛋白低下的情况，使用白蛋白才能达到预防的效果。

使用指征：人血白蛋白 < 25 g/L，且胆红素接近换血水平，可以按 1 g/kg 使用。

（三）丙种球蛋白

大剂量的丙种球蛋白进入体内，可以与患儿网状内皮系统的巨噬细胞上的 Fc 受体结合而起到封闭作用，从而阻断吞噬细胞破坏致敏红细胞；另外，大剂量的丙种球蛋白可以使患儿血清中的免疫球蛋白 G（IgG）水平迅速升高，加快血型抗体的清除，早期使用效果好。使用指征：确诊溶血病。使用方法：0.5~1.0 g/kg 于 2~4 小时静脉持续输注，12 小时后可重复使用 1 剂。

（四）阻断肠肝循环

肠道细菌可以使经胆道排泄的直接胆红素分解为尿胆原，减少胆红素的重吸收。但由于新生儿肠道菌群未完全建立或使用抗生素等，肠道细菌的作用减弱，补充益生菌对建立正常的肠道菌群，减少肠肝循环，减少胆红素的再吸收有很好的效果，从而达到退黄的目的。在综合治疗的基础上，辅助益生菌治疗，可降低胆红素水平，缩短黄疸持续的时间。目前较为常用有效的益生菌为枯草杆菌二联活菌颗粒、双歧杆菌三联活菌散、布拉氏酵母菌。

（五）中药

中药在退黄治疗上有一定的效果，茵栀黄是常用的退黄中药。研究证实，口服茵栀黄可减轻新生儿黄疸，但其副作用也较明显，会导致大便次数的增多甚至腹泻，且发生率较高，而静脉用制剂禁用于婴幼儿，是否使用茵栀黄应权衡利弊，目前对新生儿黄疸的治疗并不将茵栀黄作为常规推荐使用。

【新生儿黄疸治疗病例】

患儿，女，2 天 8 小时，因"发现皮肤黄染 1 天"入院。系第 2 胎第 2 产，孕 37^{+2} 周顺产出生，出生体重 3.2 kg，出生羊水清，Apgar 评分为 10 分。1 天前发现颜面皮肤黄染，并逐渐加重，未予特殊治疗。病程中无尖叫、易激惹、抽搐、呕吐、发热、气促等不适。母亲血型为 O 型 Rh 阳性，母孕期健康，家族史无特殊。

入院查体：生命体征正常，神清，反应好，皮肤中度黄染，心肺腹查体未见明显异常，四肢肌张力正常，腘角 <90°，肘达中线，四肢回弹好，吸吮反射、觅食反射、拥抱反射、握持反射顺利引出。

入院检查：①肝功能，总胆红素（出生后 60 小时）301.4 μmol/L（17.6 mg/dL），间接胆红素 289.4 μmol/L，白蛋白 38.9 g/L，谷丙转氨酶 38 U/L。②血常规，白细胞计数 14.5×10^9/L，中性粒细胞比值（N）为 0.66，血红蛋白浓度 155 g/L，血型为 A 型 Rh 阳性。③ABO 溶血全套，Coombs 试验阴性，释放试验阳性，游离试验阳性。④传染病十项及优生优育十项，未见异常。

入院诊断：①新生儿黄疸；② ABO 溶血症。

治疗及转归：患儿胎龄 37^{+2} 周，有高危因素（ABO 溶血），按高危干预曲线，60 小时胆红素水平接近换血水平（18 mg/dL），立即予强光疗退黄，并于 4 小时内静脉注射人免疫球蛋白 1 g/kg 以封闭抗体，减少红细胞进一步破坏。6 小时后复查胆红素，总胆红素 256 μmol/L，间接胆红素 231.6 μmol/L。继续光疗治疗，光疗 24 小时后复查总胆红素 155.4 μmol/L，间接胆红素 132 μmol/L，停光疗观察 24 小时，黄疸反跳。血清胆红素水平，总胆红素 257.5 μmol/L，间接胆红素 233.2 μmol/L，在新生儿小时胆红素列线图第 75 百分位以上，予再次光疗 24 小时。复查胆红素，总胆红素 146 μmol/L，间接胆红素 121.7 μmol/L。停光疗 24 小时复查胆红素，总胆红素 152 μmol/L，间接胆红素 125.5 μmol/L。黄疸无明显反跳，在新生儿小时胆红素列线图第 40 百分位以下，临床治愈出院。

参考文献

[1]黄武珍，黄翰武，吴曙粤.间歇光疗和持续光疗治疗新生儿高胆

红素血症的 meta 分析［J］.实用医学杂志，2015，31（8）：1310-1313.

［2］汪莉莉，蒋燕.不同光疗方法治疗新生儿高胆红素血症疗效观察［J］.实用儿科临床杂志，2002，17（4）：415-416.

［3］陈升平，王凤英，刘风玲.自然光疗对预防早产儿黄疸发生的临床观察［J］.首都医科大学学报，2011，32（1）：146-148.

［4］熊涛.新生儿高胆红素血症光疗的副作用［J］.中国当代儿科杂志，2012，14（5）：396-400.

［5］赵亮.LED 冷光源与常规蓝光光疗治疗新生儿黄疸的临床效果及副作用对比［J］.中国实用医药，2016，11（25）：101-103.

［6］中华医学会儿科学分会新生儿学组，《中华儿科杂志》编辑委员会.新生儿高胆红素血症诊断和治疗专家共识［J］.中华儿科杂志，2014，52（10）：745-748.

［7］中华预防医学会微生态学分会儿科学组.益生菌儿科临床应用循证指南［J］.中国实用儿科杂志，2017，32（2）：81-90.

［8］邵肖梅，叶鸿瑁，丘小汕.实用新生儿学［M］.4 版.北京：人民卫生出版社，2011：299-306.

［9］Subcommittee on hyperbilirubinemia.Management of hyperbilirubinemia in the newborn infant 35 or more weeks of gestation［J］.Pediatrics，2004，114（1）：297-316.

第六章　母乳喂养及新生儿黄疸

新生儿黄疸原因有多种，母乳喂养是其中一个原因。随着社会发展，人们母婴健康意识提高，认识到母乳是婴儿最好的营养来源，母乳喂养的好处多等理念渐渐被接受和普及。对于6个月内的宝宝，如母亲或婴儿没有特殊疾病或特殊药物影响，大多数母亲选择母乳喂养。但是，纯母乳喂养或以母乳喂养为主的婴儿，也面临一些风险，其中困扰家长的一个问题是黄疸会偏高，或持续时间更长，也就是母乳性黄疸。

1860年Frerichs首次提出母乳喂养与新生儿黄疸相关；1963年Newman等发现母乳喂养是迁延性黄疸的危险因素之一[1]；1964年Arias正式提出母乳性黄疸（breast milk jaundice，BMJ）的概念[2]，也证实暂停母乳喂养后对黄疸有减轻作用。BMJ逐渐引起临床医生的关注，但目前其发生机制仍未明确。

一、定义与分类

母乳性黄疸是指在健康母乳喂养儿（多为足月儿）中，以未结合胆红素升高为主的黄疸。根据时间不同，临床上可分为早发型和晚发型母乳性黄疸。

（一）早发型母乳性黄疸

早发型母乳性黄疸也称"母乳喂养相关性黄疸"或"母乳喂养不足性黄疸"[3]，发生时间与生理性黄疸相似，在出生后母乳喂养2~3天时出现，4~7天达高峰。

主要是由早期母乳喂养不足、母乳喂养欠缺导致，可能是由于母亲缺乏哺乳经验、泌乳少、开奶延迟或新生儿无效吸吮等，因此新生儿可能出现能量摄入不足、饥饿、脱水，肠蠕动减少，胎粪排出延迟，肠肝循环增加，从而引起新生儿黄疸。严重时可能导致新生儿胆红素脑病。另外的推测是饥饿使肝脏处理胆红素的相关酶的活力不足，导致体内增多的胆红素得不到及时处理及排泄。

（二）晚发型母乳性黄疸

晚发型母乳性黄疸多于出生后母乳喂养 6~9 天出现，可能在生理性黄疸减轻后再出现，黄疸水平多在轻度、中度。

主要是由母乳中某些成分影响了胆红素代谢而导致。此类新生儿多数一般情况好，反应佳，体重增长良好，无明显其他临床症状，大便颜色正常。该型黄疸可持续 4~12 周，但预后良好，较少引起新生儿胆红素脑病。只要没有达到光疗干预标准，就不需要特殊处理，随着宝宝日龄的增加，多数可以自然消退。即使未能完全消退，也不影响预防接种。

二、母乳性黄疸的发病机制

目前母乳性黄疸的发病机制仍未明确，依据新生儿黄疸发生的机制，推测母乳性黄疸与母乳喂养中新生儿自身情况和母乳成分相关。目前大家较能接受的机理主要是新生儿胆红素肠肝循环增加和尿苷二磷酸葡萄糖醛酸基转移酶（UGT）活性异常等。

（一）新生儿胆红素肠肝循环增加

新生儿胆红素肠肝循环增加是早发型母乳性黄疸的主要机理，晚发型也可见。新生儿小肠黏膜富含 β - 葡萄糖醛酸苷酶（β-GD），同时，母乳中也含有 β-GD，而 β-GD 在母乳性黄疸的过程中作用显著，它能够分解胆红素 – 葡萄糖醛酸酯链形成未结合胆红素。母乳喂养时，新生儿摄入量或次数不足时可引起肠蠕动减慢，胎粪排出延迟，未结合胆红素的肠肝循环增加，引起黄疸。有研究证明母乳对肠道胆红素吸收的影响，显示母乳能增加胆红素肠肝循环，因此胆红素肠肝循环增加理论渐被接受 [4-5]。

此外，肠道中的菌群对胆红素的分解代谢影响胆红素的平衡 [6]，母乳喂养则影响了肠道中定植的菌群，尤其抑制了可以分解胆红素代谢的菌群定植。母乳喂养的宝宝肠道中以双歧杆菌占绝对优势，缺乏转化胆红素为尿胆原的菌群 [7]，影响胆红素值，从而导致不同水平的黄疸。还有一些研究显示，母乳中的细胞因子如表皮生长因子、白细胞介素 1β 等增加肠道胆红素吸收 [4]，母乳中的胆固醇影响了胆盐的吸收而增加了胆红素的吸收 [8] 等。

（二）UGT 活性异常学说

UGT 活性异常主要见于晚发型母乳性黄疸，新生儿肝脏内的 UGT 在胆红素代谢中发挥着重要作用。新生儿的 UGT1A1 远远低于正常成年人，导致结合胆红素效量降低。而母乳中的孕 –3（α），2（β）– 二醇竞争性抑制婴儿肝脏内的 UGT，使未结合胆红素（UCB）葡萄糖醛酸化，转化为结合性胆红素的能力下降，引起 UCB 蓄积导致黄疸 [9]。有研究证实 UGT 的基因突变与母乳性黄疸的发生有关。发生突变的 UGT，结构发生异常，使酶的催化结合反应能力减弱或缺失。

三、母乳性黄疸的诊断

（一）早发型母乳性黄疸

胆红素水平达光疗水平，而有以下提示母乳喂养不足的表现。

①体重：下降超过生理性体重下降水平。②胎粪：排出延迟，3~4 天仍未排完，后金黄色大便没有达到 5~6 次 / 天。③尿量：每天尿布更换较湿的达不到 6 次。如胆红素水平达光疗水平，则考虑有这个可能性。

（二）晚发型母乳性黄疸

晚发型母乳性黄疸出现与生理性黄疸时间相当，但胆红素水平降低延迟，超过生理性黄疸的时间，同时有以下现象：①宝宝体重增长正常。②大便颜色多黄，尿色不黄。③血清胆红素以间接胆红素增高为主，多不超过 15 mg/dL。

这个过程中我们需要特别关注宝宝的大便颜色，如果大便颜色是金黄色、黄绿色或者棕色，说明宝宝没有胆管梗阻的情况。而有胆道梗阻的宝宝，因胆汁排泄受阻，大便颜色多较浅，早期为淡绿色，后期呈现灰白色的陶土样。胆道梗阻时间长会损伤肝脏，且胆道闭锁手术的时间窗比较短，错过了易导致预后差。

上述两种情况，对于血清胆红素超过 15 mg/dL 的母乳喂养儿，可以试停母乳 3 天，如胆红素水平下降 50% 以下，也可考虑为母乳性黄疸，但不应为此后续中断母乳喂养。

目前尚缺乏实验室检查手段来确诊母乳性黄疸，需要强调的是，母乳性黄疸是排他性诊断，排除感染性、溶血性、免疫性等因素导致的黄疸，才能考虑母乳性黄疸的诊断，临床医生需仔细评估宝宝的情况，并与其他疾病相鉴别。

早发型母乳性黄疸需与下列情况鉴别：生理性黄疸、头颅血肿及其他部位皮下出血、ABO 血型不合、新生儿败血症、G-6-PD 缺乏症、半乳糖血症、Crigler-Najjar 综合征 I。

晚发型母乳性黄疸需与下列情况鉴别：婴儿肝炎综合征、甲状腺功能减低症、红细胞膜缺陷等。

四、母乳性黄疸的处理

（一）治疗

母乳性黄疸多数预后良好，胆红素脑病发生的可能性低，多数轻症患儿无须特殊治疗。但胆红素有神经毒性，需密切监测其黄疸程度，警惕胆红素脑病的发生。

1. 蓝光或换血治疗

光疗是简单有效的治疗方法，如达光疗指征，则需要及时行光疗治疗。光疗原理在前面的章节已介绍。临床上可采用间断光疗、连续光疗，可选择蓝光箱、LED 灯、光纤毯等。有条件的地方还可以采用日间间断光疗，方便有效。如达换血指征，则需要换血治疗。

2. 喂养调整

母乳喂养是婴儿最佳的喂养方式，此时应消除母亲对母乳性黄疸的恐惧，正确认识母乳喂养而不是单纯停止母乳喂养[10-11]，建议轻度、中度黄疸的患儿继续给予母乳喂养[12]。早发型母乳性黄疸，如未达光疗指标，可适当增加哺乳次数，但仍提倡按需哺乳。每天哺乳至少8次，避免添加水，因为摄入水分也会增加肠肝循环，增加胆红素重吸收。同时评估母乳是否充足（婴儿每天的大小便量及次数），如婴儿生理性体重下降超出体重的 7%，考虑母乳不足，则应及时添加配方奶。

3. 药物

轻度的母乳性黄疸不需要额外的药物干预。对于中度、重度的母乳性黄疸的治疗可以参照其他新生儿黄疸治疗方案，给肝酶诱导剂，如苯巴比妥；益生菌，如双歧杆菌；中药，如退黄洗液对于早期黄疸的干预[13]。

（二）预防

避免发生早发型母乳性黄疸，新生儿早期的喂养频率很关键，做到有效的吸吮、充足的母乳摄入、胎便顺利排出，可以减少早期黄疸。应鼓励母亲在新生儿出生 1 小时内开奶，按需喂养，每天 8~12 次哺乳，鼓励夜间勤喂，保证新生儿 24 小时内小便次数至少 6 次，即更换 6 块以上尿布[14]。而母亲产前应储备好母乳喂养的知识，分娩后第一时间与新生儿肌肤接触，使新生儿早吸吮乳房，做到准确衔奶和充分吸吮，保证摄入量，避免给新生儿喂水或糖水。在母乳喂养遇到困难时，母亲要积极寻找技术支持，爱婴区的护理员可协助新生儿有效地吸吮。若母乳不足或黄疸较严重，母乳喂养难以施行，则考虑暂时给予配方奶来改善婴儿摄入不足。

对于晚发型母乳性黄疸，婴儿无其他临床症状，生长发育达标，极少会引起胆红素脑病。喂养原则是一方面保证母乳喂养，另一方面控制黄疸水平在安全范围。

（三）监测和随访

对于出生最初几天的新生儿，监测胆红素水平尤其重要。建议护理者每天在明亮的自然光线下观察新生儿皮肤或皮肤黄染的发展情况[15]。现在围产医学技术水平提高，母亲分娩后多在 72 小时内出院，而母乳喂养儿在出院前未达黄疸高峰期，因此监测和随访尤为重要。在出院前结合胆红素水平及有无高危因素来综合评估，制订随访计划，提供相关信息和书面建议，向家长讲明重症黄疸的危险性，强调监测的重要性，避免错过应有的治疗时机，而在监测黄疸情况下处于安全范围内是可以放心母乳喂养的。根据出院时胆红素的水平（Bhutani 胆红素小时龄曲线图）推荐新生儿出院后的随访时间，见表 6-1[16]。

表 6-1　新生儿出院后黄疸随访时间表

出院日龄	出院时胆红素水平	随访计划
<24 小时	无论何种程度	出院后 3 天
24~48 小时	无论何种程度	出院后 4 天
48~72 小时	< 40 百分位	出院后 2~3 天
	40 ~75 百分位	出院后 1~2 天
72~96 小时	< 40 百分位	出院后 3~5 天
	40~75 百分位	出院后 2~3 天
96~120 小时	< 40 百分位	出院后 3~5 天
	40~75 百分位	出院后 2~3 天

【母乳性黄疸病例】

患儿，女，23 天 6 小时，因"发现皮肤黄染 20 天"入院。系第 1 胎第 1 产，孕 39^{+3} 周顺产出生，出生体重 2.95 kg，出生羊水清，无胎膜早破，胎盘未见异常，Apgar 评分为 10 分，出生后纯母乳喂养，吃奶吸吮有力。约 1 周皮肤黄染进行性加重，未予特殊治疗，入院前门诊测 TCB 为前额 302 μmol/L、脸颊 298 μmol/L、胸前 300 μmol/L，起病以来无发热，无呕吐、尖叫、易激惹、抽搐、意识障碍等不适，无面色苍灰，无皮肤脓疱疮，精神反应可，吃奶好，小便无酱油样，无排白陶土样大便。母亲孕期及家族史未见异常，母亲血型为 A 型 Rh 阳性，患儿出生后经新生儿疾病筛查未见异常。

入院查体：生命体征正常，神清，反应好，颜面、躯干皮肤、巩膜黄染，手足心微黄染，前囟平软，颅骨无畸形，心肺查体未见明显异常，腹平软，脐轮不红，未见异常分泌物，肝肋下 1 cm 可及，质软，未及包块，四肢肌张力正常，原始反射均可引出。

入院检查：①"生化＋肝功＋心肌酶五项"，检查结果为钾 4.07 mmol/L，钠 137 mmol/L，氯 105 mmol/L，钙 2.06 mmol/L，肌酐 40 μmol/L，尿酸

160 μmol/L，肌酸激酶 385 U/L，肌酸激酶 MB 同工酶 33.9 U/L，总胆红素 288.1 μmol/L，直接胆红素 10.2 μmol/L，间接胆红素 277.7 μmol/L，总蛋白 45.5 g/L，白蛋白 31.8 g/L，谷丙转氨酶 6 U/L，谷草转氨酶（AST）36 U/L，总胆汁酸、谷氨酰转肽酶未见异常。超敏 C 反应蛋白 5.1 mg/L，降钙素原 0.421 ng/mL。②血常规，白细胞计数 9.92×10^9/L，中性粒细胞比值 0.651，红细胞计数 3.96×10^{12}/L，血红蛋白浓度 142 g/L，血小板计数 274×10^9/L，血型为 A 型，RhD 血型鉴定为阳性。③尿检 4 号、大便常规和隐血试验未见明显异常。④优生优育十项，检查结果为弓形虫、巨细胞、风疹病毒、单纯疱疹 1 型、单纯疱疹 2 型 IgM+IgG 抗体未见异常。⑤传染病十项未见异常。⑥甲状腺功能未见异常。

入院诊断：①新生儿黄疸；②母乳性黄疸。

治疗及转归：入院后暂停母乳喂养，每 12 小时监测 TCB，患儿皮肤黄染逐渐减轻，TCB 较前明显下降，期间无发热，精神反应好，吃奶吸吮有力，大便颜色黄，小便正常。住院 3 天后查血，总胆红素 120 μmol/L，胆红素水平下降至入院时的 50% 以下。再次予母乳喂养 2 天后复查胆红素，总胆红素 185.9 μmol/L，直接胆红素 10.2 μmol/L，间接胆红素 175.7 μmol/L，考虑母乳性黄疸可能性大，予出院。出院后嘱观察大便色黄，精神反应、吃奶好，定期门诊随访监测 TCB，出生后 2 月龄患儿皮测胆红素 85 μmol/L。

参考文献

[1]NEWMAN A J, GROSS S. Hyperbilirubinemia in Breast-fed infants [J].Pediatrics, 1963, 32：995 –1001.

[2]ARIAS I M, GARTNER L M, SEIFTER S, et al. Prolonged neonatal uncongated Hyperbilirubinemia associated with Breast feeding and a steroid, Pregnane-3（alpha）, 20（beta）-diol, in maternal

milk that inhibits glucuronide formation in vitro［J］. J Clin Invest, 1964, 43: 2037-2047.

［3］SOLDI A, TONETTO P, VARALDA A, et al. Neonatal jaundice and human milk［J］. J Matern Fetal Neonatal Med, 2011, 24（1）: 85-87.

［4］KUMRAL A, OZKAN H, DUMAN N, et al. Breast milk jaundice correlates with high levels of epidermal growth factor［J］.Pediatrics, 2009, 66（2）: 218-221.

［5］孙雨, 种红云, 缪东幸, 等. 母乳 β - 葡萄糖醛酸苷酶与母乳性黄疸的关系［J］. 实用儿科临床杂志, 2006, 21（2）: 91-92.

［6］任亚方, 王琍琍. 新生儿肠道细菌定植研究进展［J］. 国际儿科学杂志, 2010, 37（1）: 101- 103.

［7］李淑敏, 杨英伟. 母乳性黄疸研究进展［J］. 中国医药导刊, 2007, 9（5）: 391-393.

［8］NAGAO Y, OHSAWA M, KOBAYASHI T. Correlation between unconjugated bilirubin and total cholesterol in the sera of 1-month-old infants［J］. J Pediatr Child Health, 2010, 46（12）: 709-713.

［9］FUJIWARA R, CHEN S, KARIN M, et al. Reduced expression of UGT1A1 in intestines of humanized UGT1 mice via inactivation of NF-kappaB leads to hyperbilirubinemia［J］. Gastroenterology, 2012, 142（1）: 109-118.

［10］SCHWARTZ H P, HABERMA N B E, RUDDY R M. Hyperbilirubinemia: current guidelines and emerging therapies［J］. Pediatr Emerg Care, 2011, 27（9）: 884-889.

［11］SOLDI A, TONETTO P, VARALDA A, et al. Neonatal jaundice and human milk［J］. J Matern Fetal Neonatal Med, 2011, 24（1）: 85-87.

［12］KEISTER D, ROBERTS K T, WERNER S L. Strategies for breastfeeding success［J］.Am Fam Physician, 2008, 78（2）: 225-232.

［13］王利民, 吴曙粤, 黄春兰, 等.新生儿退黄洗液早期干预新生儿黄疸的疗效［J］.实用儿科临床杂志, 2006, 21（14）: 944-945.

［14］李晓南, 彭璐婷.关注患病婴儿母乳喂养的指导［J］.中华实用儿科临床杂志, 2017, 32（23）: 1766-1769.

［15］MARUO Y, MORIOKA Y, FUJITO H, et al. Bilirubin uridine diphosphate-glucuronosyltransferase variation is a genetic basis of breast milk jaundice［J］.J Pediatr, 2014, 165（1）: 36-41.

［16］中华医学会儿科学分会新生儿学组,《中华儿科杂志》编辑委员会.新生儿高胆红素血症诊断和治疗专家共识［J］.中华儿科杂志, 2014, 52（10）: 745-748.

第七章 新生儿溶血病

新生儿溶血病（hemolytic disease of newborn, HDN）主要指母婴血型不合引起的胎儿或新生儿免疫性溶血性疾病，即母体中所产生的血型抗体和胎儿的血型抗原不相匹配，而此种血型抗体在经由胎盘进入胎儿体内之后便会引发同族免疫性溶血症状（isoimmunehemolytic disease）。根据血型系统分为 ABO 型血型不合、Rh 型血型不合、MNS 型血型不合、Kell 型血型不合及 Dully 型血型不合等，其中最为常见的是 ABO 型血型系统不合，但引起中等和严重程度 HDN 最常见的原因是 Rh 血型 D 抗原，其次是 A 抗原和 B 抗原，特别是在 ABO 系统抗原所致的 HDN 中母亲血型为 O 型的占大多数[1]。ABO 血型不合所致的 HDN 占 66%[2]。

一、ABO 血型不合溶血病

（一）发病机制及病理生理

ABO 血型不合溶血病主要发生在 O 型血母亲分娩的 A 型血或 B 型血胎儿，由父亲遗传而母亲不具有的显性胎儿红细胞血型抗原，胎儿红细胞通过胎盘进入母体，刺激母体产生相应的免疫性 IgG 抗 A 或抗 B 抗体，抗体进入胎儿循环与胎儿红细胞表面的相应抗原结合，形成致敏红细胞，致敏红细胞在单核 - 吞噬细胞系统作用下被破坏，引起溶血。

40%~50% 新生儿 ABO 血型不合溶血病发生在第一胎[3]，其原因是 O 型血的母亲在妊娠前或已接触到外界 A、B 血型物质（如某些食物、植物、微生物等）产生了抗体；若母婴血型不合的胎儿红细胞在分娩时进入母血，则产生的抗体不使这一胎发病，而可能使血型相同的下一胎发病。

虽然 ABO 血型不合的机会较多，但新生儿 ABO 血型不合溶血病的发病率还是较低的。据国内数篇统计文章的结果，仅 1/5 的新生儿发生 ABO 血型不合溶血病。这与下列因素有关。

①新生儿红细胞上的 AB 抗原与抗 A、抗 B 抗体反应的亲和力比成年人弱得多。

②母亲抗体的亚型与 HDN 严重性强相关。

③胎盘的屏障作用使得胎儿红细胞及血型物质难以进入母亲体内，使得母亲体内的血型抗体浓度一般不会因母婴血型不合而快速升高。

④在某些胎儿的体液中含有可溶性 A 或 B 物质，这种物质能中和抗 A 或抗 B 的抗体，从而保护胎儿红细胞不产生溶血反应，起到阻止新生儿 ABO 血型不合溶血病的发生或缓解其临床表现的作用[2]。

（二）临床表现

新生儿 ABO 血型不合溶血病症状轻重与溶血程度基本一致。

①黄疸，常在出生后 2~3 天出现，血清胆红素以未结合胆红素为主，但如溶血严重，造成胆汁淤积，结合胆红素也可升高。

②贫血，轻重程度不一。

③肝脾增大，但不明显。

（三）辅助检查

1. 孕妇产前检查

①血型鉴定：孕期完善血型鉴定，凡既往有不明原因的死胎、流产、新生儿重度黄疸史的孕妇及其丈夫均应进行 ABO 血型、Rh 血型鉴定。

②不规则抗体筛查：不规则抗体是指血清抗 A、抗 B 以外的其他血型抗体。

③IgG 抗 A（B）抗体效价测定：对夫妻血型不合的孕妇，应在妊娠 16 周时常规行初次 IgG 抗 A（B）抗体测定，当抗体效价小于 64 时，28 周行第二次测定，以后间隔 4 周监测一次。当然，有些孕妇抗体效价大于等于 64 并不一定发生溶血，这可能与胎儿抗原的强弱、胎盘的屏障作用及胎儿红细胞上的致敏抗体的量和 IgG 亚群有关[4]。

④IgG 亚类的检测：IgG_1、IgG_3 效价和溶血严重性有线性关系，尤其是 IgG_1。

2. 新生儿溶血筛查

（1）新生儿血型鉴定

ABO 血型正反定型及 Rh 血型鉴定。

（2）血清胆红素及血清总胆汁酸（TBA）测定

血清胆红素是评估溶血严重程度的指标，血清总胆汁酸水平是目前唯一能同时反映肝脏代谢功能、分泌情况和肝细胞受损情况 3 个方面的血清学指标。

（3）致敏红细胞和血型抗体测定

①改良直接抗人球蛋白试验，即改良 Coombs 试验：将"最适稀释度"的抗人球蛋白血清与充分洗涤后的受检红细胞盐水悬液混合，如红细胞凝聚则为阳性，即红细胞已致敏。该项为确诊试验。Rh 溶血病其阳性率高而 ABO 血型不合溶血病阳性率低。

②抗体释放试验（antibody release test）：通过加热使新生儿致敏红细胞的血型抗体释放于释放液中，将与新生儿相同血型的成人红细胞（ABO 系统）或 O 型标准红细胞（Rh 系统）加入释放液中致敏，再加入抗人球蛋白血清，如红细胞凝聚即阳性。该项是检测致敏红细胞的敏感试验，也为确诊试验。Rh 型和 ABO 型溶血病一般均为阳性。

③游离抗体试验（free antibody test）：在患儿血清中加入与其相

同血型的成人红细胞（ABO 系统）或 O 型标准红细胞（Rh 系统）致敏，再加入抗人球蛋白血清，如红细胞凝聚则为阳性。这表明血清中存在游离的 ABO 或 Rh 血型抗体，并可能与红细胞结合引起溶血。此项试验有助于估计是否继续溶血和换血后的效果，但不是确诊试验。

（4）单核单层检测（monoeyte monolayer assay，MMA）

MMA 是根据致敏红细胞在体内发生的抗原抗体反应而设计的一种体外功能细胞模拟实验，是国外 HDN 临床诊断的常规辅助诊疗手段之一，但我国极少开展[5]。

（5）流式细胞术（FCM）

流式细胞仪是一种先进的多参数仪器，通过被激光束激发的荧光信号分析细胞表面标志物。流式细胞仪进行新生儿溶血病检测，具有灵敏、客观、实验结果易判定等优点，减少了实验的人为差异，保证了实验的准确性和可重复性，为新生儿溶血病的检测，尤其是 ABO-HDN 提供了一种灵敏可靠的诊断方法[6]。

（四）鉴别诊断

①其他血型不合溶血病：如 MNS 型血型不合，MN 血型系统包含 40 个血型抗原，其中 M、N、S 和 u 是最常见的导致新生儿溶血病的血型抗原，但发生新生儿溶血的报道不多，一旦发生可能症状很重，甚至发生死胎。

②新生儿贫血双胞胎的胎－胎间输血，或胎－母间输血可引起新生儿贫血，但无重度黄疸、血型不合及溶血三项试验阳性。

③生理性黄疸：ABO 血型不合溶血病亦存在黄疸症状，易与生理性黄疸混淆，完善血型不合及溶血三项试验可加以鉴别。

【ABO 血型不合溶血病病例】

患儿，女，4 天，因"皮肤黄染 2 天"入院。系第 1 胎第 1 产，母孕 40^{+4} 周。因"头盆不称"剖宫产出生，出生时 Apgar 评分为 10 分，羊水清，脐带无绕颈、扭转或打结，胎盘无水肿及钙化，出生体重 3.6 kg。患儿于入院前 2 天（约出生后第 3 天）开始出现皮肤黄染，逐渐进展，黄疸范围波及颜面、躯干、四肢，程度中等，病后未予特殊治疗。病程中患儿无嗜睡、激惹、尖叫、抽搐，无咳嗽、口吐泡沫、气促、发绀，无发热，无面色苍灰，无皮肤脓疱疮。出生后因母乳不足予母乳加配方奶混合喂养，吃奶可，二便正常。

母亲系孕 1 产 1，此次妊娠系双胎妊娠，孕 8 周时停育 1 胎，定时到医院产检，未见异常；其母血型为 O 型，其父血型为 A 型。

入院查体：生命体征正常，神清、反应好，皮肤黄染目测"++++"，程度重，手足心黄染，心肺腹查体未见明显异常，四肢肌张力正常，腘角 <90°，肘达中线，四肢弹回好，吸吮反射、觅食反射、拥抱反射、握持反射均顺利引出。

入院检查：①脐血 G-6-PD 酶，正常。②脐血地贫筛查，阴性。③ABO 溶血全套，Coombs 试验"-"，释放试验"+"，游离试验"+"。④血常规，白细胞计数 13.98×10^9/L，中性粒细胞比值 0.485，中性粒细胞绝对数 6.49×10^9/L，红细胞计数 4.31×10^{12}/L，血红蛋白浓度 153 g/L，血小板计数 350×10^9/L，血型为 A 型，RhD 血型鉴定为阳性。⑤"生化＋肝功＋心肌酶五项"：超敏 C 反应蛋白 1.53 mg/L，肌酸激酶 150 U/L，肌酸激酶 MB 同工酶 26.4 U/L，总胆红素 297.5 μmol/L，直接胆红素 9.8 μmol/L，间接胆红素 287.7 μmol/L，白球比值 2.95，谷丙转氨酶 32 U/L，谷草转氨酶 61 U/L，总胆汁酸 13.6 μmol/L，电解质、肾功能大致正常。⑥大小便常规，未见明显异常。⑦传染病十项及优生优育十项，未见异常。

入院诊断：①新生儿黄疸；② ABO 血型不合溶血病。

治疗及转归：入院后予静脉滴注丙种球蛋白 1 g/kg 阻断网状内皮细胞 Fc 受体，减轻溶血反应；予照蓝光 24 小时，光疗结束时复查经皮测胆红素 120 μmol/L，暂停光疗 24 小时后黄疸反跳，复查经皮测胆红素 223 μmol/L，再次予蓝光治疗 24 小时。予双歧三联活菌片减少胆红素肠肝循环，补充维生素 B_2 等对症治疗。经治疗后患儿皮肤退黄情况理想。住院第 5 天复查血清三胆，总胆红素 113.0 μmol/L，直接胆红素 13.5 μmol/L，间接胆红素 99.5 μmol/L。黄疸无明显反跳，胆红素水平在新生儿小时胆红素百分位曲线图第 40 百分位下，临床治愈出院。嘱门诊随诊监测黄疸转归情况，出院后 3 天回院复诊监测皮肤黄染无明显反跳，7 天回院复诊皮肤黄染基本消退。

二、Rh 血型不合溶血病

Rh 血型系统是仅次于 ABO 血型系统的重要血型系统。Rh 抗原包括六种抗原（C，c，D，d，E，e），其中 d 抗原未检出只是推测。其抗原性强度依次为 D>E>C>c>e。因 D 抗原免疫源性最强，故 RhD 血型不合是引起新生儿 Rh 血型不合溶血病的主要原因。当红细胞含 D 抗原即为 Rh 阳性，缺乏 D 抗原则为 Rh 阴性。在我国，绝大部分血型为 Rh 阳性。我国汉族 Rh 阴性发生率为 0.24%~10%，少数民族 Rh 阴性发生率为 15.7%~30%。Rh 血型不合溶血病主要发生在 Rh 阴性母亲和 Rh 阳性胎儿，但由于母亲 RhD 阳性，也可因缺乏其他 Rh 抗原如 E、C 抗原而胎儿具有该抗原时，导致 Rh 血型不合溶血的发生。

（一）发病机制

由于自然界中无 Rh 血型物质，Rh 抗体只能由人类红细胞 Rh 抗原刺激产生。Rh 阴性母亲首次妊娠，妊娠晚期或胎盘剥离时，Rh 阳性的胎儿的红细胞进入母血循环，产生初发免疫反应，由于免疫反应发展缓慢，常需历时 2 个月以上，且所产生抗体为 IgM，不通过胎盘，以后虽可产生少量 IgG 抗体，但胎儿已娩出，故 Rh 溶血病一般不发生于第一胎。当 Rh 阴性母亲发生原发免疫反应后再次妊娠时，如胎儿为 Rh 阳性，孕期即使只有少量胎儿 Rh 阳性红细胞进入母血循环，于几天内即可产生次发免疫反应，产生大量 IgG 抗体，该抗体可通过胎盘引起胎儿溶血，导致胎儿贫血、心衰、水肿等，甚至流产、死胎。

影响 Rh 溶血病的因素：

①Rh 阴性孕妇既往曾接受过 Rh 阳性的输血，第一胎也可发病。

②Rh 阴性孕妇的母亲为 Rh 阳性，其母亲怀孕时少量 Rh 阳性血通过胎盘使其致敏，此种情况下第一胎也可发病。

③当同时存在 ABO 血型不合时，进入母体的胎儿红细胞很快被母体抗 A 或抗 B 的抗体破坏，引起致敏的 Rh 阳性红细胞减少，致 Rh 血型不合溶血病发生率降低。

④当 Rh 阴性孕妇有高血压、胎盘剥离、流产，进行剖宫产等时，进入母血循环的致敏 Rh 阳性红细胞增多，可提高 Rh 溶血病发生率。

⑤由于母体对胎儿红细胞 Rh 抗原的敏感性不同，抗原性最强的 RhD 血型不合，也仅 5% 发生溶血；部分母亲由于对胎儿 Rh 阳性红细胞不敏感，也可不发生溶血。

⑥遗传规律：Rh 抗原是由第一对染色体断臂上 3 对紧密连锁的等位基因决定的。若母亲为 Rh 阴性，父亲为 Rh 阳性纯合子时，其子代均为 Rh 阳性杂合子；若母亲为 Rh 阴性，父亲为 Rh 阳性杂合子时，其子代为 Rh 阳性杂合子的概率为 1/2，Rh 阴性的概率为 1/2；若母亲为 Rh 阴性，父亲为 Rh 阴性，则其子代均为 Rh 阴性。

（二）临床表现

①黄疸：常在出生后不久，多在 24 小时内即出现黄疸并迅速加重，

进展快，易致胆红素脑病，甚至死亡。

②贫血：程度常较重。重度 Rh 血型不合溶血病，出生时即可能有重度贫血；部分患儿出生时贫血程度不重，但由于 Rh 抗体持续存在，溶血持续进行，可在 2~6 周发生晚期贫血。

③肝脾肿大：由于贫血刺激髓外造血，患儿多有不同程度的肝脾肿大。

④胎儿水肿：重度溶血患儿可在胎儿期出现严重贫血、心力衰竭、肝功能障碍等，导致出生时全身水肿、苍白、皮肤淤斑、胸腔积液、腹水、呼吸循环衰竭。

⑤其他：如低血糖、凝血功能障碍等。

（三）实验室检查

①血象：轻度溶血者脐血 Hb>140 g/L，中度 Hb 80~140 g/L，重度 Hb<80 g/L。网织红细胞升高，中度比率可达 0.15~0.2，重度比率可达 0.8。血涂片可见较多有核红细胞。白细胞增多，血小板减少，重者可发生弥散性血管内凝血（DIC）。

②血清胆红素:以间接胆红素升高为主,脐血胆红素 >68.4 μmol/L,提示严重溶血。

③Coombs 试验：多呈阳性。

④羊水检查：羊水呈黄绿色，胆红素升高。

（四）诊断

1.产前诊断

①查血型及 Rh 抗体：凡既往有不明原因死胎、死产、流产、新生儿重度黄疸史的夫妇应进行双方血型检测。Rh 阴性产妇应在 16 周检测血清 Rh 抗体滴度，以后每 2~4 周复查一次，当抗体效价上升，提示可能发生 Rh 血型不合溶血病。

②胎儿 B 超：可观察胎儿有无水肿、腹水、胸腔积液、肝脾肿大，观察胎盘是否水肿、胎儿皮肤厚度、羊水量等，对评估胎儿是否受累有一定价值。

③羊水胆红素测定：通过分光光度计测定羊水及参考液体在波长 450 nm 处的吸光度差值来评估羊水胆红素浓度，以评估胎儿的受累程度。

2. 出生后诊断

新生儿出生后黄疸出现早，进展快，黄疸迅速加重，母亲 Rh 阴性血型而新生儿 Rh 阳性血型，直接 Coombs 试验和抗体释放试验至少有一项阳性即可确诊。

（五）治疗

1. 产前治疗

①母亲血浆置换术：产妇 Rh 抗体效价高于 1∶64，又不宜提前分娩的，可采用新鲜冰冻血浆置换出 Rh 抗体。由于该技术操作复杂且治疗效果短暂，目前临床上较少应用。

②宫内输血：对 Rh 严重溶血（胎儿水肿或胎儿 Hb<80 g/L），但胎龄小于 32 周，肺功能尚未成熟的胎儿，应采取宫内输血。可直接将与孕妇血清不凝集的 Rh 阴性浓缩红细胞在 B 超引导下注入脐血管或胎儿腹腔内，以纠正贫血。

③免疫预防：应用抗 RhD- 免疫球蛋白（抗 RhD-Ig）300 μg 肌内注射可预防 Rh 溶血病。未被致敏的 Rh 阴性孕妇，在胎龄 28 周和分娩 72 小时内予抗 RhD-Ig300 μg 肌内注射可有效预防 Rh 溶血的发生且手段安全，但一般 300 μg 抗 RhD-Ig 仅可阻止 10 mL Rh 阳性红细胞的致敏作用，有效率为 90%。因此，如抗 RhD-Ig 用量不足或应用太迟，或其他孕期因素（如流产）潜在致敏后未予抗 RhD-Ig 可致预防免疫失败。

④提前分娩：羊水分光光度计测定羊水胆红素表明胎儿严重受累，且羊水卵磷脂/鞘磷脂（L/S）比值大于二者，提示胎肺已成熟，可考虑提前分娩。

2.新生儿治疗

①换血：若出生时即有胎儿水肿、严重贫血、心力衰竭的表现，应保证婴儿呼吸道通畅，进行有效通气、氧疗、抽胸水或腹水，尽快换血。脐血标本送检，测定新生儿血型、抗体滴度、血红蛋白及胆红素浓度等。

②静脉应用大剂量丙种球蛋白：IVIG 每天 0.5~1 g/kg，连用 1~3 天，可阻断新生儿单核 – 吞噬细胞系统 Fc 受体，抑制溶血过程。

③降低血清胆红素：参照黄疸的治疗章节。

④阻止胆红素入脑：a.输血浆 10~20 mL/kg 或白蛋白 1 g/kg，以增加其与间接胆红素的结合，阻止间接胆红素入脑；b.纠正代谢性酸中毒，即应用 5% 碳酸氢钠提高血酸碱度，碱化尿液，利于间接胆红素与白蛋白的结合。

⑤其他：控制感染，抗休克，维持电解质、酸碱平衡等。

（六）预防

①严控 Rh 阴性孕母输血指征，尤其是对 Rh 阴性女性尽量输注 Rh 阴性血，对有不明输血史者，要动态监测其体内 Rh 抗体效价的变化。

②抗 RhD– 免疫球蛋白预防：建议胎龄 28 周予肌内注射 RhD–Ig 300 μg 一次，分娩 Rh 阳性婴儿后，于分娩 72 小时内予肌内注射 RhD– Ig 300 μg 一次；妊娠期间人工流产或自然流产、腹部外伤、胎盘剥离、绒毛膜活检、羊膜穿刺、分娩时的创伤等常导致胎 – 母输血的发生，可进行额外的 RhD–Ig 预防。

【Rh 血型不合溶血病病例】

患儿，女，出生后 2 小时 23 分，因"高危儿出生后 2 小时余"入院。系孕 38^{+2} 周第 5 胎第 3 产，其母诊断为"完全性前置胎盘"剖宫产，羊水 I 度混浊，量不详，胎盘轻度黄染，脐带绕颈（一圈），出生体重 2.78 kg，无胎膜早破，Apgar 评分为 10 分。患儿出生后无少哭、少动，无咳嗽、发热，无面色发绀、抽搐、呕吐及腹泻。病后精神尚可，反应佳，未开奶，未解大小便。其母亲血型为 B 型 Rh 阴性，父亲血型为 O 型 Rh 阳性。母孕期健康，既往有 2 次人工流产。其有一个姐姐和一个哥哥，均体健，姐姐出生时有新生儿溶血病史（具体不详），在当地医院治愈出院。

入院查体：体温 36.5℃，脉搏 120 次 / 分，呼吸频率 42 次 / 分，体重 2.78 kg，头围 32.5 cm。神志清楚，皮肤及巩膜轻度黄染。全身皮肤未见皮疹。前囟大小 1×1.5 cm，平坦，头颅未触及血肿。无发绀，两肺呼吸音清，无干湿啰音。心率 120 次 / 分，心律齐，心音有力，各瓣膜听诊区未闻及杂音。腹部稍膨隆，腹壁静脉无显露，未见胃肠型及蠕动波。肝肋下未及，脾肋下未及，肠鸣音 3~4 次 / 分。足底毛细血管再充盈时间 2 秒。四肢肌张力正常，原始反射存在。呼吸困难指数 0 分。休克评分 0 分。

入院检查：①入院测随机血糖，2.9 mmol/L。②经皮胆红素，7.5（头）–7.1（胸）–4.1（腿）mg/dL。③血常规，白细胞计数 22.26×10^9/L，中性粒细胞百分比 0.746，红细胞计数 3.04×10^{12}/L，血红蛋白 104.8 g/L，血小板计数 328.5×10^9/L。④ C 反应蛋白 <10.00 mg/L。⑤肝功能，总胆红素 112.50 μmol/L，直接胆红素 9.80 μmol/L，间接胆红 102.70 μmol/L，白蛋白 35.70 g/L，丙氨酸氨基转移酶 21 U/L，天门冬氨酸氨基转移酶 57 U/L。⑥电解质，钾 4.08 mmol/L，钠 135.6 mmol/L。⑦凝血功能，纤维蛋白原 1.58 g/L，活化部分凝血

酶时间52.3秒，D-二聚体定量691 ng/mL。⑧输血前检测，阴性。⑨大便常规，未见明显异常。⑩血型，B型，RhD阳性。⑪直接抗人球蛋白试验呈阳性，游离试验呈阴性，释放试验呈阴性。

入院诊断：①新生儿黄疸；②新生儿Rh血型不合溶血病；③母亲为Rh阴性血型；④新生儿中度贫血；⑤母体前置胎盘新生儿。

治疗及转归：入院后予间断双面蓝光光疗、水化、肝酶（苯巴比妥每日5 mg/kg，分2~3次口服）诱导，输注B型Rh阴性去白细胞红细胞（2次，共0.75 U）纠正贫血，予保暖、合理喂养、维持血糖等支持治疗。经治疗10天后复查，总胆红素111.40 μmol/L，间接胆红素88.9 μmol/L，白细胞计数11.74×10^9/L，中性粒细胞百分比0.432，红细胞计数4.92×10^{12}/L，血红蛋白141.7 g/L，血小板计数420×10^9/L。患儿无黄染、发热、咳嗽，无浮肿、抽搐等不适，病情平稳，一般情况良好，治愈出院。

参考文献

[1]刘凤华.浅谈母婴血型不合致新生儿溶血病［C］//中国医师协会输血分会.中国医师协会输血分会2009年第三届输血学术年会论文集.太原：中国医师协会输血分会，2009：242-251.

[2]王谢桐.母儿血型不合的病理生理［J］.中国实用妇科与产科杂志，2001，17（10）：578-580.

[3]薛辛东，杜立中，毛萌.儿科学［M］.2版.北京：人民卫生出版社，2010：137-139.

[4]王丽，孙莉.新生儿溶血病的实验室检查研究进展［J］.襄阳职业技术学院学报，2016，15（4）：20-22.

[5]严康峰，邓诗祯，谢敬文，等.单核单层检测的研究与应用［J］.实验与检验医学，2009，27（1）：59-60.

［6］戎霞，罗广平，付涌水，等．流式细胞术在母婴血型不合新生儿溶血病检测中的应用［J］．热带医学杂志，2008（8）：791-793.

［7］邵肖梅，叶鸿瑁，丘小汕．实用新生儿学［M］．4版．北京：人民卫生出版社，2011：607-611.

［8］MARKOV D，PAVLOVA E，ATANASSOVA D，et al.The fetal middLe cerebral artery peak systolic velocity as a peditor of fetal anemia in RH-alloimmunized Pregnancy［J］.Akusherstvo i ginekologiia，2015，54（4）：67-72.

［9］王红梅，王谢桐．妊娠合并Rh因子血型不合溶血病的防治［J］．中国实用妇科与产科杂志，2010（6）：472-474.

［10］TIBLAD E，WESTGREN M，PASUPATHY D，et al. Consequences of being Rhesus D immunized during pregnancy and how to optimize new prevention strategies［J］. Acta obstetrician et gynecologic Scandinavia，2013，92（9）：1079-1085.

［11］王婧，潘家华．母婴Rh血型不合溶血病的诊治进展［J］．中国新生儿科杂志，2016（2）：152-155.

［12］MOISE K J，ARGOTI P S. Management and prevention of red cell alloimmunization in pregnancy：a systematic review［J］.Obstetrics & Gynecology，2012，120（5）：1132-1139.

第八章 G-6-PD 缺乏症与新生儿黄疸

一、G-6-PD 及其作用

葡萄糖 -6- 磷酸脱氢酶 (glucose-6-phosphatede-hydrogenase, G-6-PD) 是红细胞葡萄糖代谢中磷酸戊糖途径中必需的一个限速酶, 它可使 6- 磷酸葡萄糖释放一个氢离子, 辅酶Ⅱ (NADP) 接受一个氢离子而还原成还原型辅酶Ⅱ (NADPH)。NADPH 能使红细胞内的氧化型谷胱甘肽 (GSSG) 还原成还原型谷胱甘肽 (GSH)。GSH 可保护红细胞内含硫氢基 (-SH) 的血红蛋白、酶蛋白及膜蛋白免受过氧化氢的氧化, 并与谷胱甘肽过氧化物酶共同作用使过氧化氢 (H_2O_2) 还原为水 (H_2O)。

当 G-6-PD 缺乏时, NADPH 生成不足, 导致 GSH 减少。当机体遭受氧化物质侵犯时, 因为失去 GSH 的保护, 氧化作用产生的过氧化氢不能及时还原成水。过氧化氢作用于含硫氢基的血红蛋白, 使血红蛋白氧化成高铁血红蛋白及血红蛋白二硫化合物, 导致红细胞变性、沉淀, 形成变性的珠蛋白小体沉积于红细胞膜上, 改变红细胞膜的电荷、变形性及形态; 过氧化氢作用于含硫氢基的红细胞膜蛋白及酶蛋白, 导致细胞膜脂质成分发生改变。以上作用最终导致红细胞膜被氧化损伤而发生溶血[1]。

二、G-6-PD 缺乏症的病因

G-6-PD 缺乏症是一种常见的 X 染色体连锁不完全显性遗传性疾病。G-6-PD 基因位于 X 染色体长臂 2 区 8 带 (Xq28), 长约

20 kb，包含 13 个外显子（其中第 1 个外显子不参与蛋白质编码），编码含 515 个氨基酸的 G-6-PD。目前已鉴定的 G-6-PD 基因突变型达 214 种以上，大多数为编码区错义突变型，少数为缺失型。G-6-PD 基因突变或缺失，导致表达产物为 G-6-PD 的变异酶[2]，而变异酶活性多降低或不稳定。

根据酶活性和临床表现，世界卫生组织（WHO）将 G-6-PD 酶活性分为以下五类。

①酶活性极度缺乏伴先天性非球形红细胞溶血性贫血：酶活性几乎为零，无诱因下也发生慢性溶血，药物、感染、特殊食物等可诱发急性溶血，可在新生儿期发病，引起新生儿黄疸。

②酶活性严重缺乏：低于正常值的 10%，药物、感染、特殊食物等可诱发溶血。

③酶活性轻度至中度缺乏：为正常值的 10%~60%，临床表现轻重不一，药物可诱发急性溶血。

④酶活性轻度降低或正常：为正常值的 60%~150%，一般不发生溶血。

⑤酶活性增高：罕见，无临床症状[3]。

三、G-6-PD 缺乏症的流行病学

全世界约有 4 亿以上人群患有 G-6-PD 缺乏症，各地区、各民族发病率各异。高发地区为地中海沿岸国家、印度东部、菲律宾、巴西、古巴等；在我国以长江以南地区发病居多，尤其是广东、广西、云南、四川和贵州等地，北方地区少见[4-5]。

四、G-6-PD 缺乏症的 X- 连锁遗传规律

该症男性为半合子，女性可为杂合子及纯合子，男性患者遗传给女性下一代。父亲 G-6-PD 缺乏，母亲正常（非杂合子），则男性胎儿正常，女性胎儿为杂合子。父亲 G-6-PD 缺乏，母亲为杂合子，则男性胎儿正常的概率为 1/2，半合子的概率为 1/2；女性胎儿纯合子的概率为 1/2，杂合子的概率为 1/2。父亲 G-6-PD 缺乏，母亲为纯合子，则男性胎儿均为半合子，女性胎儿均为纯合子。父亲正常，母亲为杂合子，则男性胎儿正常的概率为 1/2，半合子的概率为 1/2；女性胎儿正常的概率为 1/2，杂合子的概率为 1/2。父亲正常，母亲为纯合子，则男性胎儿均为半合子，女性胎儿均为杂合子。因此，该病男性发病多，男性半合子和女性纯合子可发病，1/3 的女性杂合子可发生溶血[2]。

五、G-6-PD 缺乏症与新生儿病理性黄疸

G-6-PD 缺乏症是新生儿病理性黄疸常见的重要危险因素，有 G-6-PD 缺乏症的新生儿受到氧化物质诱发或自发地发生新生儿溶血病，可导致新生儿病理性黄疸。常见诱因为感染（细菌和病毒）或药物，机体自身缺氧、酸中毒、低血糖、维生素 C 水平高、谷胱甘肽过氧化物酶活性低等病理状态亦可诱发[6]。部分患儿 G-6-PD 缺乏，可导致先天性非球形红细胞溶血性贫血，重型者可于新生儿期发病，呈持续性溶血性黄疸。在生理性黄疸的基础上，合并 G-6-PD 缺乏症者发生新生儿黄疸或胆红素脑病的概率更高。

六、临床表现

①黄疸：多于出生后 2~4 天出现，部分可于出生后 24 小时内出现，

中度到重度黄疸多见，出生后 5~9 天开始消退。新生儿感染、母亲哺乳期用药可引起出生后第 1~2 周的晚期溶血性黄疸，少数可致严重溶血病和胆红素脑病，甚至死亡。

②贫血：程度不一，轻症可有轻度至中度贫血，重症常有中度到重度贫血，甚至发绀，排棕色尿。

③肝脾肿大：可有肝脾肿大，尤其药物诱发、胆汁淤积或先天性非球形红细胞溶血者。

④胆红素脑病：G-6-PD 缺乏症患儿发生胆红素脑病的概率高，G-6-PD 缺乏症也是新生儿胆红素脑病的主要病因。

七、实验室检查

①血象：血红蛋白降低，多低于 130 g/L，网织红细胞计数正常或增加，血涂片可见红细胞形态大小不等，可见碎片、皱缩红细胞，棘形、泪滴形、球形红细胞等。

②血清胆红素：以血清间接胆红素水平升高为主，严重溶血者直接胆红素多升高，甚至以直接胆红素升高为主。

③肝功能：严重溶血者可能出现转氨酶异常升高。

④G-6-PD 活性检测：可采用静脉血 G-6-PD 活性检测（Zinkhham 法，正常值为 12.1 ± 2.09 IU/gHb；Clock 法与 Mclean 法，正常值为 8.34 ± 1.59 IU/gHb；NBT 测定法，正常值为 13.1~30.0 NBT 单位）或比值法（比值 <1 为 G-6-PD 缺乏，女性杂合子因酶活性轻度降低，比值通常在 1.0~1.3 之间）[7]。

⑤Heins 小体生成试验：结果呈阳性则提示 G-6-PD 缺乏导致新生儿溶血性黄疸[7]。

八、治疗和预防

①避免使用氧化性药物，母乳喂养者母亲应忌服氧化性药物、蚕豆及其制品。

②防治感染，纠正缺氧、酸中毒。

③控制黄疸参照新生儿黄疸诊治指南，预防胆红素脑病的发生。

④防治溶血危象，严重者输注 G-6-PD 正常浓缩红细胞纠正贫血。

⑤夫妇但凡任一方或双方均有 G-6-PD 缺乏者，产妇应于产前 2~4 周，每晚服用苯巴比妥 0.03~0.06 g，以降低新生儿病理性黄疸发生率。

⑥开展新生儿筛查，新生儿出生时常规采脐带血检测 G-6-PD 活性。

⑦新生儿忌用水溶性维生素 K 或氧化性药物。

⑧忌用樟脑丸贮存新生儿衣物。

G-6-PD 缺乏症禁用及慎用的部分药物[3] 见表 8-1。

表 8-1　G-6-PD 缺乏症禁用及慎用的部分药物

药物分类	禁用	慎用
抗疟药	伯氨喹、氯喹、帕马喹、戊氨喹、米帕林	奎宁、乙胺嘧啶
砜类	噻唑砜、氨苯砜	
磺胺类	磺胺甲噁唑、磺胺二甲嘧啶、磺胺吡啶、柳氮磺吡啶	磺胺嘧啶、磺胺甲嘧啶
解热镇痛类	乙酰苯肼、乙酰苯胺	氨基比林、安替比林、保泰松、对乙酰氨基酚、阿司匹林、非那西丁
其他	呋喃妥因、呋喃唑酮、呋喃西林、呋喃妥英、小檗碱、尼立达唑、硝酸异山梨醇、二硫基丙醇、亚甲蓝、三氧化砷、维生素 K_3、维生素 K_4	氯霉素、链霉素、异烟肼、环丙沙星、氟氧沙星、左氧氟沙星、诺氟沙星、萘啶酸、布林佐胺、多佐胺、甲氧苄啶、普鲁卡因胺、奎尼丁、格列本脲、苯海拉明、氯苯那敏、秋水仙碱、左旋多巴、苯妥英钠、苯海索、丙磺舒、对氨基甲苯酸、维生素 C、维生素 K_1
中药	川连、珍珠粉、金银花、腊梅花、牛黄、茵栀黄、保婴丹	

注：禁用药物常规剂量可导致溶血，慎用药物大剂量或特殊情况可导致溶血。

【G-6-PD 缺乏症病例】

患儿，男，5天9小时，因"皮肤黄染2天"入院。系第2胎第2产，胎龄39^{+3}周顺产出生，出生时Apgar评分为10分，羊水清，脐带无绕颈、扭转或打结，胎盘无水肿及钙化，出生体重3.40 kg。患儿于入院前2天开始出现皮肤黄染，逐渐进展，范围波及颜面、躯干、四肢，程度家长未予特别观察，家长曾自予中药冲洗治疗（具体药名不详），无好转。病程中患儿无嗜睡、激惹、尖叫、抽搐，无咳嗽、口吐泡沫、气促、发绀，无发热，无面色苍灰，无皮肤脓疱疮。出生后予母乳喂养，吃奶可，二便正常。

入院查体：生命体征正常，神清、反应好。皮肤黄染目测"++++"，程度中度，无皮疹及皮下出血点。心肺腹查体未见明显异常，四肢肌张力正常，腘角 <90°，肘达中线，四肢弹回好，吸吮反射、觅食反射、拥抱反射、握持反射均顺利引出。

入院检查：①葡萄糖-6-磷酸脱氢酶，204 U/L（正常值≥1300 U/L）。②血常规，白细胞计数 9.33 ×10^9/L，中性粒细胞比值 0.241，红细胞计数 4.80 ×10^{12}/L，血红蛋白浓度 169 g/L，血小板计数 212 ×10^9/L。③血气分析，血液酸碱度7.29，二氧化碳分压35 mmHg，氧分压75 mmHg，碳酸氢根7.2 mmol/L，剩余碱 −17.3 mmol/L。④"生化十四项＋肝功全套"，生化肾功能各值正常，超敏C反应蛋白0.13 mg/L，总胆红素278.1 μmol/L，直接胆红素11.3 μmol/L，间接胆红素266.8 μmol/L，总蛋白52.9 g/L，白蛋白36.8 g/L，谷丙转氨酶40 U/L，谷草转氨酶65 U/L，总胆汁酸10.5 μmol/L。⑤尿常规，正常。⑥大便常规及隐血试验，无异常。⑦乙肝三对，阴性。⑧优生优育五项，阴性。

入院诊断：①新生儿黄疸；②葡萄糖-6-磷酸酶缺乏症；③代谢性酸中毒。

治疗及转归：入院后予适当补充碱性液纠酸，先后蓝光退黄治疗

3 次（共 72 小时），予双歧三联活菌片减少胆红素肠肝循环，补充维生素 B$_2$，适当补液等对症治疗，皮肤黄染消退理想。出院当天经皮测胆红素为 120 μmol/L。患儿皮肤黄染反弹不明显，住院第 5 天治愈出院。门诊随诊黄疸消退可，未见明显反跳。

参考文献

[1] MINUCCI A, GIARDINA B, ZUPPI C, et al. Glucose-6-phosphate dehydrogenase laboratory assay: How, when, and why？[J]. IUBMB life, 2009, 61（1）: 27-34.

[2] 张娟, 余朝文, 苗静琨, 等. 基于测序分析的新生儿葡萄糖-6-磷酸脱氢酶缺乏症分子诊断与基因新突变鉴定[J]. 中华检验医学杂志, 2016, 39（11）: 843-847.

[3] 中华预防医学会出生缺陷预防与控制专业委员会新生儿筛查学组, 中国医师协会医学遗传医师分会临床生化遗传专业委员会, 中国医师协会青春期医学专业委员会临床遗传学组. 葡萄糖-6-磷酸脱氢酶缺乏症新生儿筛查、诊断和治疗专家共识[J]. 中华儿科杂志, 2017, 55（6）: 411-414.

[4] HWANG S, MRUK K, RAHIGHI S, et al. Correcting glucose-6-phosphate dehydrogenase deficiency with a small-molecule activator[J]. Nature communications, 2018, 9（1）: 40-45.

[5] 杜传书. 我国葡萄糖-6-磷酸脱氢酶缺乏症研究 40 年的回顾和展望[J]. 中华血液学杂志, 2000, 21（4）: 174-175.

[6] 钱家乐, 陈少科, 范歆, 等. 葡萄糖-6-磷酸脱氢酶缺乏症与新生儿高胆红素血症相关分析[J]. 中国优生与遗传杂志, 2013（5）: 98-99.

[7] 邵肖梅, 叶鸿瑁, 丘小汕. 实用新生儿学[M]. 4 版. 北京: 人民卫生出版社, 2011: 611-613.

第九章　UGT 基因突变与新生儿黄疸

　　胆红素代谢是游离胆红素在血浆中以白蛋白为载体转运到肝脏，被肝细胞摄取、内化固定并转运到肝微粒体，在尿苷二磷酸葡萄糖醛酸转移酶（uridine diphosphate-glucuronyl transferase，UGT）催化下与葡萄糖醛酸结合，生成结合型胆红素，结合型胆红素由肝细胞向毛细胆管排泄，成为胆汁的主要成分之一。尿苷二磷酸葡萄糖醛酸转移酶由 UGT 基因编码，人类 UGT 基因定位于 2 号染色体长臂 3 区 7 带（2q37），人类与胆红素代谢相关的 UGT 基因为 UGT1A1，此基因包括 5 个外显子，第 1 外显子转录起始点上游为启动子区域，包括由 6 个 TA 重复序列组成的 TATA 盒，TATA 盒上游 3279 bp 处存在苯巴比妥反应增强元件。UGT1A1 基因启动子和编码区发生突变可导致 UGT 活性降低，引起血清游离胆红素的葡萄糖醛酸化障碍，造成结合胆红素合成减少，形成高间接胆红素血症。这些基因突变常见的疾病主要包括 Gilbert 综合征和 Crigler-Najjar 综合征（Crigler-Najjar syndrome，CNS）。UGT1A1 基因突变具有族群特异性，不同种族 UGT1A1 基因突变位点不同，由此引起的临床症状显示出多样性。

一、Gilbert 综合征

　　Gilbert 综合征由 Gilbert 和 Lereboullet 于 1901 年首先报道，临床表现为反复、慢性黄疸，程度较轻的间接胆红素升高，其他肝功能指标正常。胆红素常在 1~4 mg/dL，常因其他疾病检查发现胆红素升高。Gilbert 综合征对健康及寿命并无太大影响，是一种显性遗传或隐性遗传病。尽管该病是遗传性疾病，但在青春期前很少表现出来，原因尚未明确，推测与青春期体内激素改变有关，类固醇激素可促进肝脏清除胆红素。Odell 等人推测，部分婴儿的非溶血性黄疸为 Gilbert 综合征。携带 Gilbert 综合征相关基因是新生儿黄疸的一个原因，在出生后的 2 天内胆红素水平升高比较迅速，黄疸时间较长且较为严重。导致胆红素水平升高的原因是多样的，可能合并幽门狭窄或其他的血液遗传性疾病，如合并葡萄糖 -6- 磷酸脱氢酶缺乏、β - 地中海贫血、遗传性球形红细胞增多症等。来自世界不同国家的研究表明，通过对 UGT1A1 基因分析，Gilbert 综合征是导致新生儿黄疸的原因之一。研究显示，并不是 G-6-PD 缺乏或 Gilbert 综合征类型 UDPGT1（也称为 UGT1A1*28）单独导致的胆红素升高，而是两者共同作用的结果，是两者良性遗传多态性相互影响的结果，两种基因同时存在异常才导致疾病的发生。

　　Gilbert 综合征表现为一种多样性的病变，这些病变都存在 50% 的 UGT 活性降低，一部分因为胆红素摄取障碍，另一部分因为胆红素转化障碍，其他同时兼有，与正常人相比，肝叶免疫化学显示 UGT 明显减少。Gilbert 综合征由 UGT1A1 基因突变导致，在白种人中，发现启动子中 TA 的重复，也叫 TATA 启动子，即（TA）7TAA，而不是（TA）6TAA。亚洲人（TA）7TAA 突变较少，而是其他多种基因的突变，涉及 UGT1A1 基因的外显子比 TATA 启动子更常见，亚洲人最常见的是外显子中的 Gly71Arg 突变（UGT1A1*6），这与新生儿黄疸有关。非洲人则是其他变异，如（TA）5 和（TA）8 突变。不同种族中 UGT1A1 的多态性仍需进一步的研究。

二、Crigler-Najjar 综合征（Ⅰ型和Ⅱ型）

　　1952 年，Crigler 和 Najjar 发现来自 3 个有血缘关系家庭的 7 例严重黄疸患儿，新生儿出生后几个月内均死于胆红素脑病。这 7 例患儿胆红素水平高达 25~35 mg/dL，均非溶血原因导致，而其他肝功能是正常的，肝脏的病理解剖显示，除了胆红素沉着，无其他病理改变。后续报道显示该病的胆红素水平介于 15~45 mg/dL 之间，对这类病人影响最大的是胆红素脑病。尽管有一部分人活到十几岁，但胆红素脑病的影响是大众一直关心的问题。

1969 年 Arias 等人描述另一种更为常见的严重非溶血性黄疸，这个类型称为 Crigler-Najjar 综合征 II 型，或称为 Arias 综合征。这个类型的胆红素水平没有 I 型高，胆红素水平在 8~25 mg/dL 之间，因而这个类型发生胆红素脑病要比 I 型少。

Crigler-Najjar 综合征（I 型和 II 型）都是常染色体隐性遗传，均为 UGT 基因突变导致，等位基因正常人显示正常的胆红素代谢水平，基因突变的程度决定胆红素水平程度，I 型完全缺乏功能性的 UGT1A1，II 型则 UGT1A1 活性明显降低。I 型中常见的 2-5 外显子 23 个中存在 18 个 UGT1 基因突变，从而影响许多 UGT1 酶的活性。而内含子的突变导致 I 型的发生也有相关的报道。II 型中已知的 9 个突变中有 4 个发生在外显子 1A1 中。I 型和 II 型肝组织的检测均显示 UGT 的活性较低，这些病人是因缺乏胆红素尿苷二磷酸葡萄糖醛酸转移酶（B-UGT）而出现了严重的胆红素排泄障碍。

Crigler-Najjar 综合征在产前可以进行诊断，而出生后的典型表现为出生第一天胆红素水平明显升高超过 20 mg/dL，但注意与溶血性、感染、甲状腺功能低下及其他黄疸原因相鉴别，在查找黄疸病因期间应及时光疗，避免胆红素脑病的发生，甚至有时需要换血。尽管用到各种治疗手段，但 Crigler-Najjar 综合征可能引发持续黄疸，目前仍无简单易行的方法来诊断该病，基因分析有助于诊断该病，未来，DNA 阵列技术有望实现对已知突变的快速筛选。苯巴比妥（每天 4 mg/kg）可用于治疗尿苷二磷酸葡萄糖醛酸转移酶缺乏，II 型的患儿 48 小时内显示出明显胆红素降低，而 I 型患儿则没有明显改善。I 型的患儿在出生后的前几个月，每天都需要光疗 8~12 小时以确保胆红素的水平在 20 mg/dL

以下，婴儿期该方法可行，但随着年龄的增加，该治疗方法依从性下降。目前仍没有有效的方案治疗该病，光疗治疗需要持续终生，肝移植已尝试使用治疗该病，基因治疗是未来努力的方向。

参考文献

[1] WATCHKO J F, LIN Z, CLARK R H, et al.Complex multifactorial nature of significant hyperbilirubinemia in neonates [J].Pediatrics, 2009, 124（5）: 868-877.

[2] RITTER J K, CHEN F, SHEEN Y, et al. Anovelcomplexlocus UGT1encodes human bilirubin, phenol, and other UDP-glucuronosyltransferase isozymes with identical carboxyl termini [J]. J Biol Chem, 1992, 267（5）: 3257-3261.

[3] MURTHY G D, BYRON D, SHOEMAKER D, et al. The utility of rifampin in diagnosing Gilbert's syndrome [J]. Am J Gastroenterol, 2001, 96（4）: 1150-1154.

[4] BEUTLER E, GELBART T, DEMINA A. Racial variability in the UDP-glucu-ronosyltransferase 1（UGT1A1）promoter: A balanced polymorphism for regulation of bilirubin metabolism ? [J]. Proc Natl Acad Sci USA, 1998, 95（14）: 8170-8174.

[5] DUHAMEL G, BLANCKAERT N, METREAU JM, et al. An unusual case of Crigler‐Najjar disease in the adult. Classification into types I and II revisited [J]. J Hepato, 1985, 1（1）: 47-53.

[6] SINAASAPPEL M, JANSEN PL.The differential diagnosis of Crigler‐Najjar-disease, ty-pes 1 and 2, by bile pigment analysis [J]. Gastroenterology, 1991, 100（3）: 783-789.

[7] SHEVELL M I, MAJNEMER A, SCHIFF D. Neurologic perspectives

of Crigler - Najjar syndrome type I［J］. J Child Neurol, 1998, 13
（6）: 265-269.

[8] ODELL G B.The Estrogenation of the Newborn: Neonatal
Hyperbiliru-binemia［M］.New York: Grune & Stratton, 1980:
39-41.

[9] CRIGLER J F, NAJJAR V A. Congenital familial nonhemolytic
jaundice with kernicterus［J］. Pediatrics, 1952, 10（2）: 169-
180.

[10] ARIAS I M, GARTNER L M, COHEN M, et al. Chronic
nonhemolytic uncon-jugated hyperbilirubinemia with glucuronyl
transferase deficiency.Clinical, biochemical, pharmacologic and
genetic evidence for heter-ogeneity［J］.Am J Med, 1969, 47（3）:
395-409.

第十章　肝脏疾病与新生儿黄疸

一、胆汁淤积综合征

（一）概念

婴儿期胆汁淤积性肝病是指婴儿 1 岁以内由各种原因引起的肝细胞毛细胆管胆汁形成、分泌和（或）排泄异常。肝细胞和胆管中的胆汁淤积引起的肝病，包括胆汁淤积和肝病的迹象。胆汁淤积的综合征象：黄疸（血清总胆红素升高，其中以直接胆红素升高为主，血清总胆红素 <85 μmol/L、直接胆红素 >17.1 μmol/L，或血清总胆红素 >85 μmol/L、直接胆红素 > 血清总胆红素的 20%），大便颜色变浅，总胆汁酸（TBA）值增加，瘙痒，或有脂溶性维生素 A、维生素 D、维生素 E、维生素 K 缺乏。肝病征象：肝脏质地变硬或伴肝脏增大。婴儿肝病的发病率为 0.02%~0.04%，是婴儿的常见疾病。胆汁淤积性肝病是儿童肝移植的主要原因，也是婴儿残疾或死亡的重要原因之一。

（二）发病原因

婴儿期胆汁淤积性肝病的病因较为复杂，大致可分为炎症和毒性损害两类。常见的病因有肝外胆道疾病、肝内疾病、解剖异常、代谢或内分泌疾病、中毒、感染等。目前的研究表明，胆道闭锁、巨细胞病毒性肝炎和遗传代谢疾病是中国婴儿胆汁淤积的最常见原因。其中，遗传代谢病主要是由希特林蛋白缺乏引起的。除此之外，尚有很多患儿未明确病因。

（三）婴儿胆汁淤积性肝病的分类

根据婴幼儿胆汁淤积性肝病的部位，可分为肝内胆汁淤积症和肝外胆汁淤积症。肝内疾病主要包括持续性肝内淤积、肝动脉发育不良、特发性新生儿肝炎、非综合征缺如、肝内胆管稀少、胆盐输出障碍、遗传性胆汁淤积伴淋巴水肿（Aagenaes 综合征）等。肝外疾病主要包括胆道闭锁、胆管结构异常（新生儿硬化性胆管炎）、胰胆管合流异常、肿瘤及结石等，此外还有代谢或内分泌疾病、肝胆管系统解剖异常等。

（四）病理机制

婴儿期胆汁淤积性肝病的病因不同，但最终形成的病理机制是相同的。目前，胆汁淤积的发病机制尚不清楚，可能与多种因素有关，如胆汁分泌异常、胆道梗阻、免疫反应、病毒感染和炎症反应。在严重的情况下，含有胆汁酸的胆管扩张以肝细胞为中心，形成腺泡样排列和胆汁花环，这是肝内胆汁淤积的特征性病变。肝外胆管阻塞性胆汁淤积的病理特征是肝内胆汁湖形成，门静脉周围有胆汁肉芽肿。

（五）黄疸与胆汁酸的关系

胆汁中胆汁酸和胆红素与血液循环结合引起总胆汁酸增加，从而导致黄疸。胆汁酸，也称为 C24 甾醇，是含有亲水和疏水基团的两亲分子，具有表面活性功能，是胆汁的重要组分之一。胆汁酸由肝脏中的胆固醇合成，并通过与氨基酸结合运输到胆管中，然后通过胆管内细胞表面上的 ATP 结合 – 转运蛋白（ABC）排至十二指肠。胆汁酸具有乳化十二指肠脂肪的功能，促进脂质和脂溶性维生素的消化吸收，对促进人体消化起着重要作用。总胆汁酸水平的升高是早期胆汁淤积的特定指标。

（六）诊断

婴儿胆汁淤积性肝病往往在新生儿期即开始起病，黄疸迁延不退，如果黄疸超过 2 周，需要查找黄疸原因并进一步评估及诊断。通过详细询问病史、体格检查和有关肝功能、胆汁酸、影像学和病原学检查找出胆汁淤积的原因，再根据病因做出相应治疗。需要特别鉴别的是新生儿肝炎和胆道闭锁，因为如果胆道闭锁得不到及时诊断，患儿将会错失手术治疗时机。

（七）治疗

主要是治疗原发病，针对胆汁淤积的病因进行治疗。如感染所致胆汁淤积，需要针对不同病原体进行治疗。对于胃肠外营养相关性胆汁淤积（PNAC）患儿，应尽早给予胃肠道喂养；应营养供给合理，营养过剩或不足均不利于肝脏。对症治疗方面主要包括给予利胆药、促进肝脏解毒功能药物、促进肝细胞再生药物、益生菌、糖皮质激素、疏肝利胆中药等。对于重度黄疸或引起肝衰竭的患儿进行人工肝治疗，以缓解病情或作为肝移植前的过渡治疗。对于内科药物治疗无效的患儿，需要外科治疗如腹腔镜探查、胆道造影、胆道冲洗术等；对于难治性胆汁淤积或肝衰竭的患儿可考虑肝移植治疗。

二、胆道闭锁

胆道闭锁，又名先天性胆道闭锁（congenital biliary atresia），其病变机制是由肝将胆汁输送到小肠的胆管产生炎症及阻塞，使胆汁无法正常流通，而回流至肝脏，此时即发生胆汁滞流，引起黄疸及肝硬化，正常的肝细胞被破坏，且被结缔组织取代后硬化。该病是小儿外科中最重要的消化外科疾病之一，也是小儿肝移植中最常见的适应证。

先天性胆道闭锁并不少见，至少占有新生儿长期阻塞性黄疸的半数病例，其发病率在存活的出生婴儿中为 1：14000~1：8000，但地区和种族有较大差异，特别好发于亚洲女婴身上。根据数据显示，东方民族的发病率较西方高4~5倍，男女之比为1：2。对于先天性胆道闭锁，主要的治疗方法是手术，新生儿月龄越小越好，否则可能不耐受手术或预后很差。我国胆道闭锁发生率没有具体的统计数据。根据肝外胆管闭锁，它分为3种类型：Ⅰ型闭锁在胆总管中，占5%~10%，肝管通畅，胆总管缺失；Ⅱ型是肝管闭锁型，连接到十二指肠，这种类型也被称为胆总管类型；Ⅲ型为肝门部闭锁。过去由于技术限制，Ⅱ型和Ⅲ型的治疗效果不理想。近年来，随着对胆道闭锁的病因和发病机制的深入研究，Kasai手术、肝移植等治疗方法已经成熟[6]，胆道闭锁患儿的生存率有明显提高，但仍有许多儿童预后不良。

（一）发病原因

1. 病毒感染与免疫异常

病毒感染被认为是胆道闭锁的主要原因。一些学者从胆道闭锁中分离出轮状病毒、呼吸道病毒和肠道病毒，这些病毒已被用于诱导小鼠胆道闭锁。最近，研究学者的注意力主要在以下病毒上：呼肠孤病毒科、轮状病毒（RV）、巨细胞病毒（CMV）等。当病毒感染围生期或胚胎期胎儿时，它可能干扰胎儿体内的免疫功能，导致胎儿胆管上皮的一些病理变化。此外，在分子水平上，胆管上皮蛋白和病毒之间存在一定的相似性，并且在T细胞介导下发生交叉免疫应答。人类白细胞抗原（HLA）分子参与胆道闭锁，并且在身体的免疫反应中也起重要作用。Silveira等指出HLA-B12与胆道闭锁有一定的关联性，在获得性免疫之前首先激活针对人体中的病原微生物（先天免疫系统）的第一道防线。先天免疫系统识别主要依赖于先天免疫细胞表面上的Toll样受体（TLR）的各种致病分子。不同类型的TLR识别不同类型的病原体相关模式分子（PAMP）。

2. 母体微嵌合体

研究发现，母体微嵌合体可能参与一些自身免疫性疾病的发展。目前已经证实，胆道闭锁的发生与婴儿自身免疫有关，并且母体微嵌合体也可以引起具有移植物抗宿主病（GVHD）样反应的胆道闭锁。

3. 基因突变或缺失

胚胎的原始器官（胚胎）在正常内脏器官的发育过程中发育，例如迁移、变形和合并。如果任何步骤受到干扰，则胎儿的内部器官将具有不同程度和不同表现的异常。许多患有胆道闭锁的儿童有多种畸形，如多发脾脏、先天性内脏转位、肠旋转不良和心血管缺陷。目前，人们认为胚胎期的胎儿异常会导致上述畸形，因此染色体异常及胆道发育基因和（或）内脏位置确定基因突变可能与胎儿胆道闭锁有关。目前，更易感的基因是 CD14、DLK1、INV、CFCI、HNF-6、MIF（巨噬细胞移动抑制因子）。

（二）临床症状

胆道闭锁的主要症状是持续性黄疸、陶土色粪便、浓茶样尿和肝脾肿大。晚期可表现为胆汁性肝硬化、腹水、腹壁静脉曲张和严重的凝血障碍，个别患儿由于肝内生成血管舒张物质，使肺循环与体循环短路开放，而出现发绀及杵状指。如果不采取有效的治疗手段，在满周岁之前，因食管静脉曲张大出血或肝昏迷或脓毒血症而夭折的患儿比例非常高。具体症状如下。

①出生时无异常，出生后 3~4 周黄疸症状加重。患儿出生时与一般新生儿无异，胎粪正常色泽，还能正常吃奶，且精神不错，在生理性黄疸期并无黄疸加剧表现。然而其疾病症状却在接下来不知不觉中逐渐显露，往往在生理性黄疸消退后又出现巩膜、皮肤黄染。

②大便和尿液的颜色改变。有的患儿出生后粪便即呈白陶土色，

但也有不少患儿出生后有正常胎便及粪便，随着全身黄疸的加深，粪便颜色逐渐变淡，最终呈白陶土色。约有 15% 的患儿在出生后 1 个月才排白色大便。病程较长者粪便又可由白色变为淡黄色。随着症状的加重，患儿的尿色也随之加深，甚至呈浓茶色。

③眼睛颜色和肤色改变。父母可能发现新生儿的眼白发黄且皮肤偏黄，这种现象会日益加重，随着病情进展，孩子的皮肤可能呈黄绿色或灰绿色，同时出现皮肤瘙痒、情绪烦躁等症状。

④出现易感染、水肿、腹水等症状。随着黄疸加重，患儿肝脏也逐渐增大、变硬，腹部膨隆更加明显。3 个月患儿的肝脏可增大平脐，同时出现脾脏增大。病情严重者可有腹壁静脉怒张、腹水、食管静脉曲张破裂出血等门静脉高压症表现。

⑤逐渐表现出维生素缺乏的症状。最初 3 个月患儿营养发育、身高和体重无明显变化；3 个月后发育减缓，营养欠佳，精神萎靡，贫血；5~6 个月后因胆道梗阻，脂肪吸收障碍，脂溶性维生素缺乏，全身状态迅速恶化。维生素 A 缺乏引起眼干、指甲畸形、皮肤干燥缺乏弹性；维生素 D 缺乏引起维生素 D 缺乏性佝偻病、抽搐；维生素 K 缺乏，血清凝血酶减少，出现皮下淤血及鼻出血等现象。同时，维生素缺乏易合并上呼吸道感染及腹泻。

（三）检查诊断

胆管闭锁的早期诊断仍十分困难，所使用的诊断方法形式繁多，手段各异，均需结合临床及实验室检查进行综合分析，辅以核素检查、胆道造影及肝穿刺活检。对诊断困难患儿主张早期手术探查。

①血清胆红素的动态观察：血清胆红素水平持续不变或进行性上升，总胆红素常超过 100 μmol/L，特别是直接胆红素占总胆红素的 50% 以上时，动态监测血清胆红素的变化有利于早期诊断。每周测定血清胆红素，如胆红素量曲线随病程趋向下降，则可能是肝炎；若持

续上升，则提示为胆道闭锁。但重型肝炎并伴有肝外胆道阻塞时，亦可表现为胆红素水平持续上升，此时则鉴别困难。

②超声显像检查：若未见胆囊或见有小胆囊（1.5 cm 以下），则疑为胆道闭锁。若见有正常胆囊存在，则可能为肝炎。如能看出肝内胆管的分布形态，则更能帮助诊断。

③脂蛋白 –X（Lp-X）定量测定：若出生已超过 4 周而 Lp-X 呈阴性，可排除外胆道闭锁；如 Lp-X 大于 500 mg/dL，则胆道闭锁可能性大。亦可每天服用考来烯胺 4 g，共服用 2~3 周。比较用药前后的指标，如 Lp-X 含量下降则支持新生儿肝炎综合征的诊断，若继续上升则有胆道闭锁的可能。

④胆汁酸定量测定：应用于血纸片的血清总胆汁酸定量法，胆道闭锁时血清总胆汁酸为 107~294 μmol/L，一般认为达 100 μmol/L 便属于胆道闭锁，同年龄无黄疸对照组血清总胆汁酸仅为 5~33 μmol/L，平均为 18 μmol/L，故有诊断价值。检测尿内胆汁酸为早期筛选手段，胆道闭锁时尿总胆汁酸平均为 19.93 ± 7.53 μmol/L，而对照组为 1.60 ± 0.16 μmol/L，较正常儿高 10 倍。

⑤胆道造影检查：已应用于胆道闭锁的早期鉴别诊断。

⑥磁共振成像（MRI）胰胆管造影：可清楚显示肝内外胆管，如果肝外胆管系统清晰可见，则可排除胆道闭锁。

⑦放射性核素扫描：可了解有无胆汁分泌排泄障碍，但诊断胆道闭锁有一定的假阳性率。

⑧肝穿刺病理组织学检查：一般主张做肝穿刺活检，或经皮肝穿刺造影及活检。但肝活检有时会发生诊断困难，甚至错误，有 10%~15% 病例不能凭此做出正确诊断。

（四）治疗

目前先天性胆道闭锁的治疗方法主要是手术。手术时年龄的掌握是治疗成功的关键之一，凡胆汁淤积超过 13 周，胆汁性肝硬化就会变得非常严重，即使是可手术型的胆道闭锁，此时全身机体情况也会较为糟糕，难以耐受手术且预后较差，只有进行肝移植才能彻底治愈。

1.Kasai 手术

Kasai 手术是目前应用较为广泛的手术方法。1959 年 Kasai 创建肝门空肠吻合术（也称 Kasai 手术），只是想尽可能延缓胆道闭锁患者实行肝移植的时间，不料却惊喜地发现 Kasai 手术竟也能治愈部分胆道闭锁的患者。手术发展到今天，在一些大型的医疗中心，约 60% 的胆道闭锁患儿在 Kasai 手术后可以实现通畅的胆汁引流，并且 6 个月内血清胆红素都可以保持在正常的范围，而建立了通畅胆汁引流的胆道闭锁患儿中有 80% 可以无须肝移植而顺利成长至青春期。总体来说，接受 Kasai 手术后，约有 1/3 的患儿黄疸指数可长期降至正常值内；而有 1/3 的患儿黄疸指数无法降至正常值内，但病情长期维持稳定；但有 1/3 的患儿黄疸不但不降反而严重，病情也逐渐恶化。目前我国 60%~70% 的胆道闭锁患者最终需要肝移植治疗。

要强调的是，这类手术应尽可能早施行，患儿最好小于 3 个月，超过 4 个月后排出胆汁可能性小，肝硬化概率大。

2. 肝移植

60%~70% 胆道闭锁患儿需通过此方法来治疗。胆道闭锁是小儿肝移植最常见的适应证，已经占到了 55%。目前关于先天性胆道闭锁的肝移植技术已经非常成熟，成功率也很高。在国外，对于先天性胆道闭锁的患儿都采取直接进行亲体肝移植的方法治疗，患儿大部分都能健康成长。目前我国制约着肝移植治疗的一个很重要的因素是高额的治疗费用。

需进行肝移植的情况：①诊断的时机太晚，患儿出生已经超过 3 个月，Kasai 手术的成功率比较低。②肝硬化的程度已经太过严重，合并有很严重的门静脉高压或严重的肝功能异常。③在实行 Kasai 手术后无法成功引流胆汁，手术后 3 个月内，患儿黄疸指数无法回到正常值，出现严重的并发症。

（五）胆道闭锁与生理性黄疸、新生儿肝炎的区别

1. 胆道闭锁和生理性黄疸

①症状出现的时间各异：生理性黄疸一般在小儿出生 1 周后出现，2 周后逐渐消退。但胆道闭锁导致的黄疸会在小儿出生后 2~3 周出现，即生理性黄疸消退后再逐渐显露。而且胆道闭锁导致的黄疸是持续性的，还会日益加深。

②体征和排便的区别：胆道闭锁患儿随着病情的加重皮肤会变成金黄色甚至褐色，大便的颜色也从正常的淡黄色变成浅黄色、偏白色，以后成为陶土样灰白色，小便为深黄色继而为浓茶色。但生理性黄疸患儿不会有这种症状。

2. 胆道闭锁和新生儿肝炎

胆道闭锁和新生儿肝炎在临床上的表现非常相似，往往也会发生黄疸、灰白色或淡黄色大便、肝功能异常，鉴别不易。两者有两个截然不同的临床发展，治疗方法有很多不同：前者只能通过早期手术获得早期胆汁引流，并获得生存希望；后者可以通过药物治疗来治愈。因此，早期胆道闭锁的临床诊断和新生儿肝炎的鉴别尤为重要。临床上，有必要结合病史、体格检查、实验室检查和影像数据进行综合分析，然后再做出正确的判断。

三、Dubin-Johnson 综合征

Dubin-Johnson 综合征（DJS）由 Dubin 和 Johnson 于 1954 年首先报道，是一种罕见的常染色体隐性遗传疾病，其特征为慢性持续性或间歇性黄疸。它是一种先天性非溶血性黄疸，以结合胆红素增高为主，

常见于青少年和幼年。DJS 是位于毛细胆管上 10q24 的多特异性有机阴离子转运蛋白（cMOAT）基因（ABCC2/MRP2 超家族）的缺陷，肝细胞中胆红素和其他有机阴离子向毛细胆管排泄发生障碍的疾病，导致血清与胆红素的结合增加。其他肝功能指标除胆红素外均正常。肝脏通常以黑肝为特征，组织学显示肝小叶中央区域的肝溶酶体是棕色色素颗粒。与肝胆疾病引起的其他胆红素疾病相比，它是一种良性疾病，不需要紧急治疗。

（一）发病机制

DJS 是由位于 10q24 的多特异性有机阴离子转运蛋白（cMOAT）的基因（ABCC2/MRP2 超家族）中的 1066 密码子突变引起的，4 个跨膜区和整个第二个三磷酸腺苷结合位点缺失，从而导致运输非胆汁酸有机阴离子的功能丧失。多种抗药性蛋白（MRP2）可以存在于肝、肾、小肠等中。据报道，由 ABCC2 基因第 17 外显子的错义基因引起的杂合突变和第 28 外显子的无意义突变也可导致 MRP2 蛋白功能的丧失。同时，该转运蛋白受转录和转录后水平的一些核受体调节。适应性转录程序减少基础侧胆汁酸摄取，而基础侧输出泵如 MRP3 和 MRP4 被诱导，胆汁酸被羟基化和结合，使毒性降低并且水溶性增加而从尿液中清除。

（二）临床症状

持续或间歇性轻度至中度皮肤、巩膜黄染，尿黄，可伴有腹痛、乏力、厌食，肝脾肿大少见，无皮肤瘙痒，临床症状相对较轻。DJS 常见于青少年，症状轻微，常常到中老年时才诊断出来，容易导致患者长期误诊。

（三）主要实验室指标

1. 肝功能

升高的胆红素主要是由于直接胆红素增加，占总胆红素的50%~80%，通常为2~5 mg/dL，但转氨酶、碱性磷酸酶、γ-谷氨酰转肽酶是正常的。据文献报道，3/33例动态监测间接胆红素升高的DJS患者（未结合胆红素）可能是由尿苷二磷酸葡糖醛酸转移酶（UGT1A1）和肝细胞MRP2的基因共同缺失所致。UGT1A1催化游离胆红素与尿苷二磷酸葡糖醛酸结合形成结合胆红素。

2. 尿卟啉异构体的测定

正常人尿卟啉由25%粪卟啉原Ⅰ和75%尿卟啉原Ⅲ组成。MRP2对粪卟啉原Ⅰ的亲和力高于尿卟啉原Ⅲ，因此粪卟啉原Ⅰ首先通过胆汁排泄，而尿卟啉原Ⅲ优先通过尿液排泄。在DJS中MRP2活性受损，并且尿卟啉仅通过少量乳腺癌耐药蛋白或其他转运蛋白分泌到胆汁中，其他通过输出泵MRP3、MRP4、MRP1等排入血液，并通过肾脏排出，导致粪卟啉原排泄模式改变。从排泄到胆汁的模式改变为排泄到尿液中，尿液中粪卟啉原的比例增加。DJS患者尿卟啉总量正常，粪卟啉原Ⅰ比值增加至80%，尿卟啉原Ⅲ为20%。

3. 口服胆囊造影

由于有机阴离子的排泄障碍，造影不能排泄到胆道，因此胆道不显影。

4. 核素肝胆显像

DJS患者肝脏即刻显影，1.5小时后胆囊可显影，但是肝内胆管始终不显影。

5. 肝组织活检病理

由于毛细胆管排泄结合胆红素障碍，肝内细胞黑色色素沉积，使肝脏呈黑色、棕褐色、褐绿色。组织学特征为棕褐色粗大色素颗粒主要沉积在肝小叶中央区的肝细胞溶酶体内。肝组织活检病理是诊断DJS重要而有效的方法。

6. 基因分型

目前临床尚不常规开展，仅用于科研。

（四）诊断

DJS 的诊断主要结合病史、酶学、病毒学等特异性指标，同时排除自身免疫性疾病、布加综合征、肝小静脉闭塞病、药物性肝损伤及B 超、CT 影像排除肝内外胆道梗阻。

（五）治疗及预后

单纯 DJS 预后良好，不需要特殊治疗，可给予思美泰、优思弗等综合治疗使患者胆红素水平下降。

四、新生儿肝炎

（一）常见病因

①感染因素：新生儿肝炎的病原体包括乙型肝炎病毒等各型肝炎病毒，如巨细胞病毒、单纯疱疹病毒、柯萨奇病毒和风疹病毒等。也可能由人类肠道致细胞病变的孤儿病毒（ECHO）、人类疱疹病毒（Epstein-Barr）、弓形虫、李斯特菌或各种细菌等引起。临床上多数肝炎由病毒感染引起，最常见为巨细胞病毒感染。这些病原体可通过胎盘感染胎儿，也可在分娩时或产后感染。

②胆汁淤积、肝内外胆道闭锁。

③代谢缺陷病：少数病例与先天性代谢缺陷有关，如半乳糖血症、α_1- 抗胰蛋白酶缺乏症、糖原累积病等。

④毒性作用：如药物作用、胃肠外营养相关性胆汁淤积（PNAC）。

（二）症状

起病较缓，黄疸通常在出生后几天到几周内发生，并且持续很长时间，可伴有轻度呕吐、厌食、体重不增等，大便渐呈淡黄色，晚期大便亦可呈灰白色或白陶土样，尿色深黄。肝脏轻度至中度增大，略微僵硬，脾脏增大不显著。

（三）辅助检查

①肝功能检测：ALT 和（或）AST 升高程度不一。

②胆汁淤积的检查：结合胆红素和未结合胆红素升高，以结合胆红素升高为主。胆汁酸升高。γ－谷氨酰转肽酶（γ–GT）、碱性磷酸酶等往往数十倍升高。

③甲胎蛋白（AFP）呈阳性：当 AFP 下降，临床症状不缓解，提示肝细胞损害严重到不能再生的程度，说明病情严重。

④病原学检测：进行特异性抗原、抗体检测，细菌学培养，必要时做病毒分离等。

⑤影像学检查：超声、放射性核素肝胆显像、胆道造影、MRI 等。

⑥其他：血液或尿液串联质谱氨基酸测定，尿液有机酸分析，血氨、特殊酶学、染色体及基因测定等。

（四）肝炎与胆道闭锁的临床区别

①肝炎男性婴儿多于女性婴儿，胆道闭锁多发生于男性婴儿。

②肝炎引起的黄疸一般较轻，且有波动性改变，经药物治疗后黄疸可明显减轻；胆道闭锁引起的黄疸持续恶化，粪便为白陶土色。

③肝炎引起的肝肿大比胆道闭锁引起的更轻，一般在右季肋下，不超过 4 cm；胆道闭锁肝肿大明显，表面硬边缘钝，常伴有脾肿大。

（五）治疗

病因明确者，根据不同感染病原进行针对性病因治疗，如巨细胞病毒感染可选用更昔洛韦。注意营养供给，提供足够的热量和适量的维生素。对症进行肝脏保护治疗，禁用对肝脏有毒性的药物，可予谷胱甘肽、葡醛内酯等保肝药物及熊去氧胆酸等利胆药物治疗。严重黄疸患者可以尝试泼尼松（每天 2 mg/kg）抗炎，以减轻胆管阻塞，通常治疗 4~8 周，并注意防止其他感染。一般情况下，中药可用于清热、祛湿、退黄，如茵陈蒿汤。

【胆道闭锁病例】

患儿，男，65 天，因"皮肤黄染 2 月"来诊。患儿出生后 5 天开始出现皮肤黄染，持续存在，行疏肝利胆、泼尼松非特异性抗炎等治疗，疗效差，逐渐加重。病程中患儿无发热、咳嗽，无抽搐、烦躁不安。精神反应好，纯母乳按需喂养，吸吮有力，近 1 个月解白陶土样大便，3~6 次／天，尿黄且色偏深。患儿系胎龄 39 周，出生史及母孕史无特殊，否认家族其他成员出生后有重度黄疸或黄疸持续不退病史。母亲血型为 A 型 RhD 阳性。

入院查体：体温 36.8 ℃，脉搏 128 次／分，呼吸频率 40 次／分，体重 4.8 kg。神清，全身黄染"++++"，巩膜黄染。前囟平软。心肺查体无特殊。腹部软，肝右肋下 3 cm 可触及，质中，边缘锐，脾左肋下未触及。神经系统查体无特殊。

入院检查：①血常规，白细胞计数 9.0×10^9/L，中性粒细胞比值 0.305，淋巴细胞比值 0.405，血红蛋白浓度 110 g/L，血小板计数 180×10^9/L。②尿、粪常规，正常。③肝功能，总胆红素 300 μmol/L，直接胆红素 200 μmol/L，白蛋白 33 g/L，谷丙转氨酶 90 U/L，谷草转氨酶 75 U/L，γ－转肽酶 338 U/L，总蛋白 550 U/L，胆汁酸 86 μmol/L。④甲胎蛋白呈阴性。⑤凝血五项大致正常。⑥腹部 B 超提示胆囊不显影，肝外胆道显示不清。磁共振胰胆管成像提示未见明显的肝外胆道及胆囊，冠状面 T2W1 肝门部出现三角形的高信号区。

入院诊断：胆道闭锁。

治疗及转归：患儿日龄 65 天，经保守治疗疗效差，有手术指征，首选肝门肠吻合术。故患儿入院后予肝门肠吻合术，手术过程顺利。术后予促进胆汁分泌，预防术后胆管炎予抗生素治疗，糖皮质激素非特异性抗炎，熊去氧胆酸疏肝利胆。术后禁食 3 天，肠道功能恢复后逐渐恢复正常饮食，补液营养支持，注意热量、蛋白质的充分供给；适当补充脂溶性维生素 A、维生素 D、维生素 E、维生素 K 等对症治疗。术后恢复顺利，临床治愈出院。门诊随访黄疸消退理想，复查肝功能大致正常。

参考文献

[1]李在玲.婴儿胆汁淤积性肝病的治疗［J］.实用儿科临床杂志，2012（7）.

[2]蒋超，黄鹤宇，吕国悦.婴儿胆汁淤积性肝病肝移植展望［J］.临床肝胆病杂志，2017，33（10）.

[3]董琛，黄志华.婴儿胆汁淤积性肝病的诊断与鉴别诊断［J］.中华实用儿科临床杂志，2018，33（19）.

[4]李利辉，孙中华.妊娠期肝内胆汁淤积症 169 例临床分析［J］.中国妇幼保健，2011（25）.

[5]王晓东，孙琴，张丽.重视妊娠期肝内胆汁淤积症的规范化诊治[J].中华妇幼临床医学杂志，2011，7（3）.

[6]何毛毛，王晓东.妊娠期肝内胆汁淤积症胎儿宫内缺氧机制的研究进展［J］.中华妇幼临床医学杂志，2011（1）.

[7]丁华峰，张莹，孔丽娜.妊娠期肝内胆汁淤积症的早期干预与妊

娠结局［J］.皖南医学院学报，2010，29（3）.

［8］钱健.妊娠期胆汁淤积症对新生儿中枢神经的影响［J］.中国妇幼保健，2010（15）.

［9］詹江华，卫园园.胆道闭锁患儿 Kasai 术后胆管炎病因及诊疗状况［J］.天津医药，2016（7）.

［10］施诚仁.先天性胆道闭锁临床研究现状［J］.实用儿科临床杂志，2008（23）.

［11］姬蒙，张金平，李建生.Dubin-Johnson 综合征的临床特点分析[J].临床肝胆病杂志，2013，29（4）.

［12］郑斐群，乐晓华，苟继周，等.Dubin-Johnson 综合征 2 例报道并文献复习［J］.实用肝脏病杂志，2010，13（6）.

［13］向理科，罗子国，李圆圆，等.Dubin-Johnson 综合征的病理学特征［J］.中华肝脏病杂志，2000，8（1）.

［14］孙艳玲，赵景民，辛绍杰，等.几种主要的先天性胆红素代谢障碍性肝病的临床及病理研究［J］.传染病信息，2008，21（5）.

［15］左凌云.Dubin-Johnson 综合征合并慢性乙型肝炎 1 例［J］.临床肝胆病杂志，2007（4）.

［16］甘雨，张鸿飞，朱世殊，等.Dubin-Johnson 综合征临床特点分析［J］.中国全科医学，2011（18）.

［17］刘小雪，姚宝珍，权力，等.茵栀黄注射液治疗婴儿肝炎综合征疗效 meta 分析［J］.职业与健康，2013（16）.

［18］汤淑斌，王霄伦，刘敏宁，等.中西医结合治疗婴儿巨细胞病毒性肝炎 52 例疗效观察[J].中国中西医结合儿科学，2012（2）.

［19］邵肖梅，叶鸿瑁，丘小汕.实用新生儿学［M］.4 版.北京：人民卫生出版社，2011：273-274.

［20］杜立中.新生儿高胆红素血症［M］.北京：人民卫生出版社，2015：6-9.

第十一章 其他遗传代谢性疾病与新生儿黄疸

新生儿黄疸病因复杂，胆红素代谢途径出现某一环节的障碍，如红细胞破坏过多、肝功能异常、胆汁排泄受阻等，均可导致黄疸，而有小部分黄疸为遗传代谢性疾病所致。遗传代谢性疾病临床表现多样而复杂，多见于神经系统损害，其次为肝功能损害[1]。它可能在新生儿和婴儿时期就开始起病，影响了肝功能或胆汁排泄，表现为黄疸消退慢、延迟，或肝脾肿大，或发展成婴儿肝炎综合征。国内有两个研究统计，以肝功能损害为主的遗传代谢性疾病的比例为 10.4%~50%[2-3]，主要有肝糖原贮积症（glycogen storage disease，GSD）、肝豆状核变性（wilson disease，WD，OMIM 277900）、戈谢病等溶酶体病。

遗传代谢性疾病中引起肝功能损害的以溶酶体病、金属代谢异常疾病为主。溶酶体病是因溶酶体缺乏导致酶作用底物不能降解而在体内蓄积，引起一系列表现，目前已知有 40 种以上，如糖原累积病、黏多糖沉积病和脂质沉积病等[4]。金属代谢异常主要有铜代谢异常如肝豆状核变性、铁代谢异常如铁沉积等。

新生儿黄疸根据胆红素性质不同，分为高结合胆红素血症和高未结合胆红素血症。在此基础上按发病机制分类，以高结合胆红素为主的主要包括胆汁酸、糖、氨基酸、脂类等物质代谢异常，这些均可在新生儿期引发黄疸；以高未结合胆红素为主的主要包括先天性 UDPGT 缺乏（部分或完全活性缺乏）、红细胞酶代谢缺陷和金属代谢异常，在新生儿期即可出现黄疸。

本章主要简述黄疸涉及的遗传代谢性疾病[5]。

一、结合胆红素升高的遗传代谢性疾病

（一）胆汁酸代谢异常

胆汁酸代谢异常包括胆汁酸合成和排泄异常，胆汁淤积引起黄疸。

1. 先天性胆汁酸合成障碍

这类患儿在新生儿期就起病，表现为胆汁淤积引起的不同程度的黄疸，需要肝移植才能解决根本问题。

2. Dubin-Johnson 综合征

即先天性非溶血性结合胆红素血症 I 型，较少见，为常染色体隐性遗传，病因是肝细胞排泄结合胆红素障碍。这类患儿毛细胆管伴有基因突变及功能缺陷[6-7]，致病基因为 ABCC2[8]，可行肝活检明确。50% 患儿出现肝大[9]。该病预后良好，应积极治疗。

3. Rotor 综合征

即先天性非溶血性结合胆红素血症 II 型，与 Dubin-Johnson 综合征类似，但致病基因未确定[10]，可行肝活检明确。

4. Alagille 综合征

即先天性肝内胆管发育不良征（OMIM 118450），是婴儿慢性胆汁淤积的常见原因。在新生儿期可出现，伴皮肤瘙痒，可有多器官累积，如特殊面容、心脏杂音、肾脏异常、眼角膜后胚胎环等，但不一定有明显的临床表现。而检查以结合胆红素、胆汁酸、谷氨酰转肽酶、血脂升高为表现，可行肝活检明确。预后差，通常需要肝移植。

（二）非胆汁酸代谢异常

1. 糖代谢异常

主要有半乳糖血症、遗传性果糖不耐症、糖原累积病（I 型、III型和IX 型）、黏多糖病等。这类患儿多伴有肝大或低血糖，因此新生儿黄疸伴低血糖时不能排除此类情况。

2. 脂类代谢障碍

以溶酶体累积症为代表的戈谢病、尼曼－匹克病、Wolman 病，分别由 β－葡萄糖脑苷脂酶、酸性鞘磷脂酶、酸性脂肪酶缺乏导致，在新生儿期和婴儿期会致使肝脾肿大、肌张力低下，Wolman 病可伴有腹胀、呕吐、严重生长迟缓、肾上腺钙化等。

3. 氨基酸代谢异常

常见的有 I 型酪氨酸血症，因酪氨酸代谢的终末酶延胡索酰乙酰乙酸水解酶的缺陷，导致代谢障碍，引起严重的肝损伤及肾小管异常[11]。确诊依靠血尿琥珀酰丙酮定量和肝组织、成纤维细胞中延胡索酰乙酰乙酸水解酶活性测定。

4. 蛋白质合成异常

常见的有 α_1－抗胰蛋白酶缺乏症、囊性纤维化病、Citrin 缺陷。值得一提的是，新生儿期引发黄疸的是囊性纤维化病和 Citrin 缺陷。囊性纤维化病累积肝脏严重，该病患者通常难以存活；而 Citrin 缺陷可导致新生儿肝内胆汁淤积，新生儿期表现出黄疸、肝大，检查有肝功能异常、甲胎蛋白增高，且伴低血糖、高乳酸、高血氨、低蛋白血症、高脂血症和半乳糖血症等代谢异常[12]。

二、未结合胆红素升高的遗传代谢性疾病

（一）先天性 UDPGT 缺乏

1. Gilbert 综合征

该综合征是一种慢性、良性未结合胆红素血症，为常染色体显性遗传，由部分 UDPGT 缺乏所致，UDPGT 活性降低，症状轻，不一定在新生儿期起病，但如果合并 G-6-PD 缺乏症或遗传性球形红细胞增

多症时，黄疸可加重。

2.Crigler-Najjar 综合征

该综合征有 Ⅰ 型和 Ⅱ 型之分。Ⅰ 型患儿无 UDPGT 活性，出生后可有严重高未结合胆红素血症，需要光疗、换血甚至肝移植等治疗；Ⅱ 型有部分 UDPGT 活性，症状相对 Ⅰ 型轻。

（二）红细胞酶代谢缺陷

红细胞酶代谢缺陷包括红细胞 G-6-PD 缺乏、丙酮酸激酶缺乏、γ-谷氨酰半胱氨酸合成酶缺乏、谷胱甘肽合成酶缺乏、红细胞糖酵解缺陷以及先天性红细胞生成性卟啉病、先天性红细胞生成障碍性贫血 Ⅱ 型等，引起红细胞不正常代谢，红细胞僵硬且变形能力减弱，红细胞被破坏过多而引起黄疸，严重时会引起胆红素脑病。华南地区的患儿多见 G-6-PD 缺乏，可通过新生儿筛查或活性检查明确。

此外，与遗传代谢性相关的黄疸相对少见，可表现为肝功能异常如凝血功能障碍、肝管炎、低白蛋白等严重情况，前期不一定在新生儿期出现皮肤黄染，但黄疸消退延迟且有肝大表现时，需要排查是否有遗传代谢性疾病。多数情况下诊断困难，需同时结合患儿起病情况、初步的遗传代谢性疾病筛查、B 超等初步断定，必要时行基因学或酶学检查，辅助诊断。

（三）金属代谢异常

常见的为铜代谢异常的 Wilson 病，为蛋白（ATPTB 酶）缺乏所致。表现为血清铜水平和铜蓝蛋白降低，铜大量沉积在肝脏及其他脏器如肾、脑、眼，可引起高未结合胆红素血症。但新生儿明显发病率低。可行低铜饮食及支持处理等措施[7, 13]。另外，还有铁代谢病，为肝脏及肝脏外的铁沉积，可伴有肝大、肝功能损害、血清铁和铁蛋白增高，总转铁蛋白降低，肝活检可明确。抗氧化剂和肝移植治疗可显著改善预后。

参考文献

[1]WEISS K H, GOTTHARDT D, SCHMIDT J, et al. Liver transplantation for metabolic liver diseases in adults: indications and outcome [J]. Nephrol Dial Transplant, 2007, 22（8）: 9-12.

[2]沈微，董梅，魏珉. 小儿肝肿大93例临床分析 [J]. 中华儿科杂志，2000, 38（2）: 117.

[3]赵学良，孙志克，吕建莉，等. 308例小儿肝肿大病因分析 [J]. 临床儿科杂志，2004, 22（5）: 273.

[4]丁瑛雪，崔红. 以肝功能损害为主要表现的遗传代谢病 [J]. 国际儿科学杂志，2014（4）: 404-407.

[5]江载芳，胡亚美. 诸福棠实用儿科学 [M].7版. 北京：人民卫生出版社，2003: 2183-2304.

[6]HEUBI J E, SETCHELL K D, BOVE K E. Inborn errors of bile acid metabolism [J]. Semin Liver Dis, 2007, 27（3）: 282-294.

[7]段恕诚，董永绥，朱启镕. 小儿肝胆系统疾病 [M]. 北京：人民卫生出版社，2002: 302-337.

[8]魏珉，邱正庆. 以肝脏受损为主的遗传代谢病 [J]. 中国实用儿科杂志，2009, 24（3）: 164-168.

[9]罗小平，徐三清. 黄疸与遗传代谢病 [J]. 实用儿科临床杂志，2010, 25（8）: 539-542.

[10]蒯宝林，谢君，赵红艳. Dubin-Johnson综合征4例临床病理分析 [J]. 诊断病理学杂志，2002, 9（3）: 149-150.

[11]毋盛楠. 酪氨酸血症 I 型的诊治进展 [J]. 国际儿科学杂志，2012, 39（4）: 393-396.

[12]OHURA T, Kobayashi K, Tazawa Y, et al. Clinical pictures of 75 patients with neonatal intrahepatic cholestasis caused by citrin deficiency（NICCD）[J]. J Inherit Metab Dis, 2007, 30（2）:

139-144.

[13] CLAYTON P T. Inborn errors presenting with liver dysfunction [J].
Semin Neonatal, 2002, 7 (1) : 49-63.

第十二章　国家发明专利"新生儿退黄中药洗液"的研究

一、研究的背景

　　国家发明专利"新生儿退黄中药洗液"（ZL200510019562.1）来源于南宁市第一人民医院儿科主任医师、硕士导师吴曙粤的多年临床治疗经验方，具疏肝、解郁、健脾理气、利肝退黄之功，主要用于治疗黄疸型肝炎，尤其对新生儿黄疸有显著的退黄作用。为探讨其临床退黄效果、机理等，从 2005 年至今，在课题立项人吴曙粤主任医师的主持指导下，对新生儿退黄中药洗液进行了临床、干预、护理、质量控制、动物实验、退黄机理、产品开发、推广应用等的系列科研项目研究共 6 项，分别是南宁市科学研究与技术开发计划项目"中药外洗对新生儿黄疸的早期干预"（20040246C）、"新生儿退黄外洗液二次开发研究"（2007011402C）、"新生儿退黄中药洗液的机理研究和再次开发"（201102081C），广西壮族自治区科学技术厅自然基金项目"新生儿退黄中药外洗液的退黄机制实验研究"（桂科自0832278），南宁市青秀区科学研究与技术开发计划项目"新生儿退黄外洗液的临床开发研究"（2010S04），广西壮族自治区科学技术厅科技攻关项目"新生儿黄疸伴 G-6-PD 缺陷的基因检测与中药外治的临床多中心研究"（桂科攻 1298003-6-7），现均已验收结题，并获得多项省部级、市级奖项。本章主要阐述"新生儿退黄中药洗液"的研究机理、药理学、质量控制、临床研究等。

　　新生儿黄疸（neonatal jaundice）是新生儿最常见的疾病之一，又称新生儿高胆红素血症，发病率高达 50%，我国广西、广东由于地理及环境因素的影响，新生儿黄疸的发生率更高。新生儿黄疸是新生儿发育过程中的一过性现象，大多可以自行退黄，但若处理不当则会导致胆红素脑病，损伤中枢神经系统。所以，一些发达地区对出生后具高危因素的新生儿均进行预防性治疗，降低黄疸的发生率。针对新生儿黄疸，目前采用的蓝光治疗可以改变胆红素的类型，防止胆红素脑病的发生，是安全、有效的治疗方法，或者口服肝药酶诱导剂苯巴比妥或尼可刹米，通过促进胆红素的肝代谢而使黄疸消退，必要时两者联用提高疗效。但是，这些治疗往往会造成母乳喂养及护理的不便，又有发热、皮疹等副作用，且由于治疗的设备与护理相对复杂，费用相对昂贵，而难以在经济与医疗条件差的地区推广，尤其是广西等经济尚未发达地区。因此，探讨新的、简便易行的治疗方法来预防新生儿黄疸的发生，降低新生儿黄疸发生率及致残率就非常迫切。对于新生儿而言，寻找低毒有效的退黄药物是新生儿黄疸新疗法的核心。

中医理论认为，小儿脏腑娇嫩，形气未允，脾阳不振，湿邪从寒而化，外透肌肤而发黄称为"胎黄"。"胎黄"为母体蕴热遗于胎儿，或于胎产之前、小儿出生之后感受湿热邪毒。中医药在防治新生儿黄疸方面已有口服制剂和注射剂，但口服制剂口感不佳，注射剂的静脉穿刺给药途径难以被多数患儿及家长接受，而透皮给药可以克服以上缺点。新生儿浸泡于药液中，以洗澡形式透皮给药，新生儿配合度高，利于护理。因此，可用茵陈、栀子、柴胡、白术、党参、茯苓、枳壳、丹参、大黄、甘草等 15 味中药组成新生儿退黄中药洗液进行新生儿黄疸的临床退黄治疗，药物可经新生儿皮肤吸收直接进入血液而起促进血液循环，增强脾胃功能，提高和促进胆汁排泄，促使新生儿体内的胆红素加快代谢，达到新生儿退黄疸效果。

二、成品质量标准

（一）基本信息

①名称：新生儿退黄中药洗液。

②汉语拼音：Xinsheng'er Tuihuang Zhongyao Xiye。

③成分：茵陈、栀子、柴胡、白术、党参、茯苓、枳壳、丹参、大黄、甘草等 15 味中药。

④制法：取方中 15 味中药材，放入提取锅中，加水没过药面，泡 1 小时，加热煮沸 2 小时，滤取药液，药渣加水再按同样方法提取 2 次。合并 3 次提取液，浓缩至比重为 1.20~1.22，加入 2 倍量乙醇沉淀，静置 48 小时，滤取醇提取液加蒸馏水配成 1000 mL，最后加入薄荷脑拌匀，每瓶分装 250 mL，100℃灭菌 30 分钟即得。

⑤性状：本品为棕黄色液体，味苦、辛凉。

（二）鉴别

①大黄：取本品 10 mL，用乙醚振摇提取 2 次，每次 20 mL，合并乙醚液，蒸干，残渣加甲醇 1 mL 使溶解，作为供试品溶液。另取大黄对照药材 0.1 g，加甲醇 20 mL，浸泡 1 小时，过滤，取滤液 5 mL，蒸干，残渣加水 10 mL 使溶解，再加盐酸 1 mL，加热回流 30 分钟，立即冷却，用乙醚分 2 次提取，每次 20 mL，合并乙醚液，蒸干，残渣加甲醇 1 mL 使溶解，作为对照药材溶液。照薄层色谱法试验（《中国药典》2005 年版一部附录 VI B），吸取上述两种溶液各 5 μL，分别点于同一块以羧甲基纤维素钠为黏合剂的硅胶 H 薄层板上，以石油醚（30~60 ℃）– 甲酸乙酯 – 甲酸（15：5：1）的上层溶液为展开剂，展开，取出，晾干，置氨蒸气中熏。在供试品色谱中，在与对照药材［由中国食品药品检定研究院（简称中检院）提供，供鉴别用］色谱相应

的位置上，显相同颜色的斑点（图 12-1）。

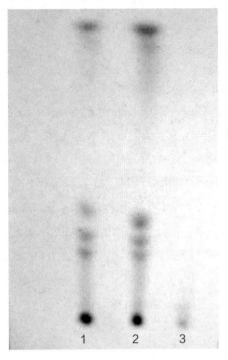

图 12-1　新生儿退黄中药洗液中大黄的薄层鉴别

1. 大黄对照药材（批号：902-9002）
2. 供试品（批号：081125）
3. 缺大黄阴性对照
展开剂：石油醚（30~60 ℃）- 甲酸乙酯 - 甲酸（15：5：1）的上层溶液
温度（T）：16℃，相对湿度（RH）：65%
显色剂：置氨蒸气中熏

②薄荷脑：参考《中国药典》2005 年版一部"薄荷"项下薄层鉴别，取本品 10 mL，置具塞锥形瓶中，加乙醚 10 mL，振摇数分钟，静置分层，分取乙醚层，浓缩至 2.5 mL，作为供试品溶液。另取薄荷脑对照品，加乙醚制成每 1 mL 含 2 mg 薄荷脑的溶液，作为对照品溶液。照薄层色谱法试验，吸取上述两种溶液各 5 μL，分别引用至同一硅胶 G 薄层板上，以环己烷 - 醋酸乙酯（17：3）为展开剂，展开，

取出，晾干，喷以10%香草醛硫酸溶液，加热至斑点显色清晰。在供试品色谱中，在与对照品色谱相应的位置上，显相同颜色的斑点。按同法实验，缺薄荷脑的阴性对照无干扰（图12-2）。

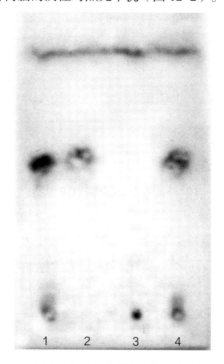

图12-2　新生儿退黄中药洗液中薄荷脑的薄层鉴别

1. 供试品（批号：081125）

2. 薄荷脑对照品（批号：0728-9304，由中检院提供）

3. 缺薄荷脑阴性对照

4. 3μL供试品（批号：081125）

展开剂：环己烷－醋酸乙酯（17：3）

T：16℃，RH：61%

显色剂：10%香草醛硫酸溶液

（三）检查

根据《中国药典》2005年版一部附录IV"洗剂"项下规定，对本品3批样品进行相对密度、pH值、装量、微生物限度检查。结果详见表 12-1。

表 12-1　3 批样品的考察结果

批号	081125	081115	081127
相对密度	0.98	0.97	0.97
pH 值	4.6	4.8	5.1
装量	符合规定	符合规定	符合规定
微生物限度检查	符合规定	符合规定	符合规定

（四）含量测定

1. 仪器、药品与试剂

①高效液相色谱仪：日本岛津 LC-2010 紫外线检测器、日本岛津 LC-20A 检测器 SPD-20A（LabSolutions 工作站检验使用的标准产品）。

②天平：日本 GR-202 电子天平（精密度十万分之一）。

③色谱条件：agilent Eclipse XDB-C18、Shimadzu VP-ODS 色谱柱（150 mm×4.6 mm，5 μm）。流动相为甲醇 – 水（25 : 75），检测波长为 238 nm，柱温为 35 ℃，试剂甲醇为色谱纯，水为超纯水。

④样品：新生儿退黄中药洗液（批号：081125、081115、081127）及缺栀子的阴性对照样品（均由南宁市第一人民医院提供）。

⑤对照品：栀子苷对照品（由中检院提供，批号为 110749-200613，供含量测定用）。

2. 实验研究

（1）实验条件的选择

①检测波长的选择：参照《中国药典》2005 年版一部"栀子"含量测定项下的方法，采用 238 nm 作为栀子苷的检测波长。

②流动相的选择：参考《中国药典》2005 年版一部"栀子"含量测定项下的方法，采用水 – 乙腈（85 : 15）为流动相。但考虑到乙腈毒性比甲醇大得多，且价格也贵很多，故用甲醇替代乙腈并适当调

节流动相比例后，供试品中栀子苷的理论板数及与相邻峰的分离度见表 12-2。从表 12-2 中可知，在该色谱条件下，栀子苷峰对称且与其相邻峰的分离度均大于 1.5，达到分离效果。考虑到不同厂家柱子的柱效会存在差异，在拟订系统适用性试验条件时，参照表 12-2 结果，初步定为"理论板数按栀子苷峰计算应不低于 2000"。

表 12-2　栀子苷的理论板数及与相邻峰的分离度结果

柱子	agilent Eclipse XDB-C18 色谱柱					
理论板数（n）	2776	2810	2843	2779	2720	2819
分离度	4.4	4.5	4.6	4.7	4.7	4.7

③色谱柱的选择：采用 2 个不同厂商的短柱，样品色谱图中栀子苷峰前后均无杂质峰干扰，分离度大于 1.5。（图 12-3、图 12-4）

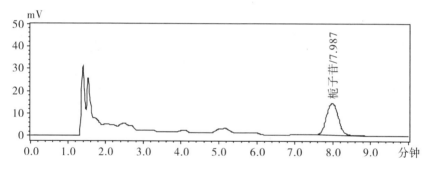

图 12-3　agilent Eclipse XDB-C18 柱色谱图

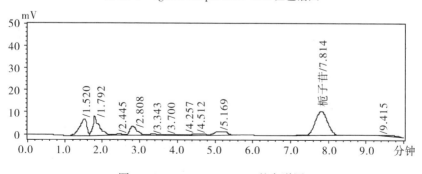

图 12-4　Shimadzu VP-ODS 柱色谱图

（2）处理前的选择

考虑到样品为液体，故不再进一步提取，精密量取本品 2 mL，置于 100 mL 容量瓶中，加甲醇定容即可。

（3）方法学验证

①专属性：取除栀子之外的处方，按本品相同工艺制成阴性对照品，按供试品溶液制备项下的方法测定。结果阴性对照品在与栀子苷相同的位置上无吸收峰，表明处方中的其他成分对本品含量测定无阴性干扰。色谱图见图 12-5、图 12-6、图 12-7。

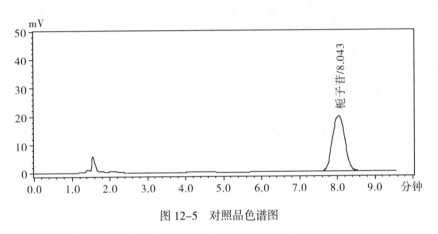

图 12-5 对照品色谱图

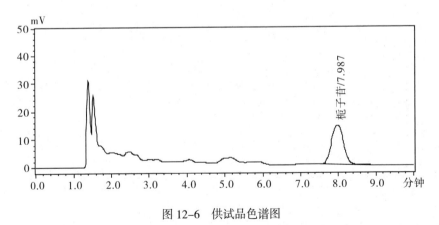

图 12-6 供试品色谱图

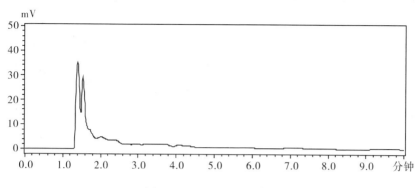

图 12-7 阴性样品色谱图

②线性：精密吸取栀子苷对照品溶液（5.46 μg/mL、13.65 μg/mL、27.3 μg/mL、54.6 μg/mL、81.9 μg/mL）进样，按上述色谱条件测定栀子苷峰面积，以对照品进样浓度（μg/mL）为横坐标（x），峰面积为纵坐标（y），得线性回归方程 $y=15998.125x+11969.984$，$r=0.9998$。结果表明，栀子苷进样浓度在 5.46~81.9 μg/mL 范围内呈良好的线性关系。上述试验结果见表 12-3，标准曲线见图 12-8。

表 12-3　栀子苷对照品线性关系实验结果

样品	1	2	3	4	5
进样浓度（μg/mL）	5.46	13.65	27.3	54.6	81.9
峰面积	93955	223665	463411	887803	1317233
线性回归方程	$y=15998.125x+11969.984$			（$r=0.9998$）	

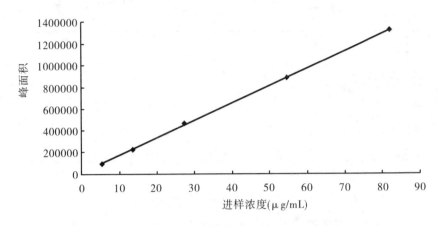

图 12-8　栀子苷对照品线性实验标准曲线

③重复性：取新生儿退黄中药洗液（批号：081125），平行取样 6 份，按拟订的方法测定含量，结果平均含量是 0.96 mg/mL，相对标准偏差（RSD）为 0.66%（$n = 6$）。实验结果详见表 12-4。

表 12-4　重复性实验结果

样品	1	2	3	4	5	6
含量（mg/mL）	0.97	0.95	0.96	0.96	0.96	0.96
平均含量（mg/mL）	0.96					
RSD（%）	0.66					

④加样回收测定：取经测定含量的新生儿退黄中药洗液（批号：081125）1 mL，置于 100 mL 容量瓶中，平行取样 6 份，分别精密加入浓度为 0.273 mg/mL（精密称取 13.65 mg 栀子苷，置于 50 mL 容量瓶中，加甲醇溶解至刻度）的栀子苷对照品溶液各 2.8 mL，按拟订的方法测定。实验结果见表 12-5，计算加样回收率。平均回收率为 98.38%，RSD=1.53%。回收试验表明方法可行、准确，符合含量测定要求。

表 12-5　准确度实验结果

样品	取样量（mL）	含量（mg）	加入量（mg）	测定量（mg）	回收率（%）	平均回收率（%）	RSD（%）
1	1.00	0.9600	0.7644	1.7323	101.03		
2	1.00	0.9600	0.7644	1.7051	97.48		
3	1.00	0.9600	0.7644	1.7180	99.16	98.38	1.53
4	1.00	0.9600	0.7644	1.7070	97.72		
5	1.00	0.9600	0.7644	1.7094	98.04		
6	1.00	0.9600	0.7644	1.7001	96.82		

⑤精密度：取同一浓度的栀子苷对照品溶液（浓度为 0.0273 mg/mL），连续测定 6 次，测得栀子苷的平均峰面积为 455251，RSD = 1.63%（$n = 5$），结果见表 12-6。

表 12-6　精密度实验结果

样品	1	2	3	4	5	6
峰面积	448544	452597	451758	451387	458336	468885
平均峰面积	455251					
RSD（%）	1.63					

⑥稳定性试验：对同一对照品溶液（浓度为 0.0273 mg/mL），每隔一段时间测定一次，共测定 5 次。试验表明，在 12 小时内，对照品溶液稳定，RSD = 1.97%（$n = 5$）。试验结果见表 12-7。

表 12-7　稳定性试验结果

样品时间	0 小时	1 小时	2 小时	5 小时	12 小时
峰面积	458245	448544	468885	464738	449524
平均峰面积	457987				
RSD（%）	1.97				

（4）样品测定

按拟订的含量测定方法，测定了新生儿退黄中药洗液 3 批样品中的栀子苷含量，结果见表 12-8。3 批样品中，每毫升含量最高为 0.99 mg，最低为 0.96 mg，平均含量为 0.97 mg。根据 3 批样品实际测定结果，其限度按最低值适当下调，暂时定为"本品每毫升含栀子以栀子苷（$C_{17}H_{24}O_{10}$）计，不得少于 0.7 mg"。

表 12-8　样品测定结果

批号	每毫升含栀子苷（mg）	3 批样品的平均值（mg）	拟订的限度
081125	0.96		本品每毫升含栀子，以栀子苷（$C_{17}H_{24}O_{10}$）计，不得少于 0.7 mg
081115	0.99	0.97	
081127	0.97		

三、初步稳定性试验和加速稳定性试验

根据《新药注册管理办法（试行）》及有关规定，以《中药退黄外洗液质量标准（草案）》的质量指标对本品 3 个批号的样品进行稳定性试验。

（一）样品

新生儿退黄中药洗液，批号为 081125、081115、081127。

（二）考察项目

性状、鉴别、相对密度、pH 值、装量、含量测定。

（三）标准物质资料

①大黄对照品（批号：902-9002，由中检院提供，供鉴别用）。

②薄荷脑对照品（批号：0728-9304，由中检院提供）。

③栀子苷对照品（批号：110749-200613，由中检院提供，供含量测定用）。

（四）使用仪器设备

①电子分析天平（GR-202，精密度十万分之一）。

② AE240S 电子天平（精密度十万分之一）。

③酸度计（pHS-3C）。

④高效液相色谱仪（Shimadzu LC-2010、Shimadzu 20AD）。

（五）试验方法

1. 初步稳定性试验

3 批样品在临床用药的包装条件下，置于室温贮藏，除第 1 个月考核一次外，第 3、第 6 个月再分别考核一次，按《中药退黄外洗液质量标准（草案）》及《中国药典》2005 年版一部"洗剂"项下的有关规定检验。结果见表 12-9、表 12-10、表 12-11。

2. 加速稳定性试验

3 批样品在临床用药的包装条件下，置于药品恒温加速箱中，调节恒温箱温度为 40 ± 2 ℃，使样品处于温度为 40 ± 2 ℃、相对湿度 75% 的条件下。第 1 至第 3 个月连续每月考核一次，第 6 个月再考核一次，按《中药退黄外洗液质量标准（草案）》及《中国药典》2005 年版一部"洗剂"项下有关规定检验。结果见表 12-12、表 12-13、表 12-14。

新生儿退黄中药洗液色谱鉴别见图 12-9 至图 12-18。稳定性试验图谱（栀子苷对照品）见图 12-19 至图 12-42。

表 12-9 初步稳定性试验结果 1

样品名称：新生儿退黄中药洗液 批号：081125

项目		标准规定	时间		
			1 个月（2008.12）	3 个月（2009.3）	6 个月（2009.6）
性状		应为棕黄色液体；味苦、辛凉	为棕黄色液体；味苦、辛凉	为棕黄色液体；味苦、辛凉	为棕黄色液体；味苦、辛凉
鉴别（1）		应在与对照药材色谱相应的位置上，显相同颜色的斑点	在与对照药材色谱相应的位置上，显相同颜色的斑点	在与对照药材色谱相应的位置上，显相同颜色的斑点	在与对照药材色谱相应的位置上，显相同颜色的斑点
鉴别（2）		应在与对照品色谱相应的位置上，显相同颜色的斑点	在与对照品色谱相应的位置上，显相同颜色的斑点	在与对照品色谱相应的位置上，显相同颜色的斑点	在与对照品色谱相应的位置上，显相同颜色的斑点
相对密度		0.95~1.01	0.98	0.98	0.98
pH 值		4~6	4.6	4.7	4.7
装量		应符合规定	符合规定	符合规定	符合规定
含量测定（mg/mL）		每毫升含栀子以栀子苷计，不得少于 0.7 mg	0.96	0.90	0.92
微生物限度	细菌总数（个/克）	≤ 100	< 10	< 10	< 10
	霉菌、酵母菌总数（个/克）	≤ 100	< 10	< 10	< 10
	金黄色葡萄球菌	不得检出	未检出	未检出	未检出
	铜绿假单胞菌	不得检出	未检出	未检出	未检出
	活螨	不得检出	未检出	未检出	未检出

实验日期：2008 年 12 月至 2009 年 6 月

温度：室温

相对湿度：60%~90%

表 12-10　初步稳定性试验结果 2

样品名称：新生儿退黄中药洗液　　　　　　　　　　　　　　　　批号：081115

项目		标准规定	时间		
			1 个月（2008.12）	3 个月（2009.3）	6 个月（2009.6）
性状		应为棕黄色液体；味苦、辛凉	为棕黄色液体；味苦、辛凉	为棕黄色液体；味苦、辛凉	为棕黄色液体；味苦、辛凉
鉴别（1）		应在与对照药材色谱相应的位置上，显相同颜色的斑点	在与对照药材色谱相应的位置上，显相同颜色的斑点	在与对照药材色谱相应的位置上，显相同颜色的斑点	在与对照药材色谱相应的位置上，显相同颜色的斑点
鉴别（2）		应在与对照品色谱相应的位置上，显相同颜色的斑点	在与对照品色谱相应的位置上，显相同颜色的斑点	在与对照品色谱相应的位置上，显相同颜色的斑点	在与对照品色谱相应的位置上，显相同颜色的斑点
相对密度		0.95~1.01	0.97	0.97	0.97
pH 值		4~6	4.8	4.8	4.8
装量		应符合规定	符合规定	符合规定	符合规定
含量测定（mg/mL）		每毫升含栀子以栀子苷计，不得少于 0.7 mg	0.99	0.95	0.93
微生物限度	细菌总数（个/克）	≤ 100	< 10	< 10	< 10
	霉菌、酵母菌总数（个/克）	≤ 100	< 10	< 10	< 10
	金黄色葡萄球菌	不得检出	未检出	未检出	未检出
	铜绿假单胞菌	不得检出	未检出	未检出	未检出
	活螨	不得检出	未检出	未检出	未检出

实验日期：2008 年 12 月至 2009 年 6 月

温度：室温

相对湿度：60%~90%

表 12-11 初步稳定性试验结果 3

样品名称：新生儿退黄中药洗液　　　　　　　　　　　　　　批号：081127

项目		标准规定	时间		
			1 个月（2008.12）	3 个月（2009.3）	6 个月（2009.6）
性状		应为棕黄色液体；味苦、辛凉	为棕黄色液体；味苦、辛凉	为棕黄色液体；味苦、辛凉	为棕黄色液体；味苦、辛凉
鉴别（1）		应在与对照药材色谱相应的位置上，显相同颜色的斑点	在与对照药材色谱相应的位置上，显相同颜色的斑点	在与对照药材色谱相应的位置上，显相同颜色的斑点	在与对照药材色谱相应的位置上，显相同颜色的斑点
鉴别（2）		应在与对照品色谱相应的位置上，显相同颜色的斑点	在与对照品色谱相应的位置上，显相同颜色的斑点	在与对照品色谱相应的位置上，显相同颜色的斑点	在与对照品色谱相应的位置上，显相同颜色的斑点
相对密度		0.95~1.01	0.97	0.97	0.97
pH 值		4~6	5.1	5.1	5.0
装量		应符合规定	符合规定	符合规定	符合规定
含量测定（mg/mL）		每毫升含栀子以栀子苷计，不得少于 0.7 mg	0.97	0.90	0.93
微生物限度	细菌总数（个/克）	≤ 100	< 10	< 10	< 10
	霉菌、酵母菌总数（个/克）	≤ 100	< 10	< 10	< 10
	金黄色葡萄球菌	不得检出	未检出	未检出	未检出
	铜绿假单胞菌	不得检出	未检出	未检出	未检出
	活螨	不得检出	未检出	未检出	未检出

实验日期：2008 年 12 月至 2009 年 6 月

温度：室温

相对湿度：60%~90%

表 12-12 加速稳定性试验结果 1

样品名称：新生儿退黄中药洗液   批号：081125

项目	标准规定	时间			
		1 个月 (2009.1)	2 个月 (2009.2)	3 个月 (2009.3)	6 个月 (2009.6)
性状	应为棕黄色液体；味苦、辛凉	为棕黄色液体；味苦、辛凉	为棕黄色液体；味苦、辛凉	为棕黄色液体；味苦、辛凉	为棕黄色液体；味苦、辛凉
鉴别（1）	应在与对照药材色谱相应的位置上，显相同颜色的斑点	在与对照药材色谱相应的位置上，显相同颜色的斑点	在与对照药材色谱相应的位置上，显相同颜色的斑点	在与对照药材色谱相应的位置上，显相同颜色的斑点	在与对照药材色谱相应的位置上，显相同颜色的斑点
鉴别（2）	应在与对照品色谱相应的位置上，显相同颜色的斑点	在与对照品色谱相应的位置上，显相同颜色的斑点	在与对照品色谱相应的位置上，显相同颜色的斑点	在与对照品色谱相应的位置上，显相同颜色的斑点	在与对照品色谱相应的位置上，显相同颜色的斑点
相对密度	0.95~1.01	0.98	0.98	0.98	0.98
pH 值	4~6	4.6	4.6	4.7	4.7
装量	应符合规定	符合规定	符合规定	符合规定	符合规定
含量测定 （mg/mL）	每毫升含栀子以栀子苷计，不得少于 0.7 mg	0.95	0.90	0.85	0.90
微生物限度 — 细菌总数 （个/克）	≤ 100	< 10	< 10	< 10	< 10
微生物限度 — 霉菌、酵母菌总数 （个/克）	≤ 100	< 10	< 10	< 10	< 10
微生物限度 — 金黄色葡萄球菌	不得检出	未检出	未检出	未检出	未检出
微生物限度 — 铜绿假单胞菌	不得检出	未检出	未检出	未检出	未检出
微生物限度 — 活螨	不得检出	未检出	未检出	未检出	未检出

实验日期：2009 年 1 月至 2009 年 6 月

温度：40±2℃

相对湿度：75%

表 12-13 加速稳定性试验结果 2

样品名称：新生儿退黄中药洗液 　　　　　　　　　　　　　　批号：081115

项目		标准规定	时间			
			1个月 （2009.1）	2个月 （2009.2）	3个月 （2009.3）	6个月 （2009.6）
性状		应为棕黄色液体；味苦、辛凉	为棕黄色液体；味苦、辛凉	为棕黄色液体；味苦、辛凉	为棕黄色液体；味苦、辛凉	为棕黄色液体；味苦、辛凉
鉴别（1）		应在与对照药材色谱相应的位置上，显相同颜色的斑点	在与对照药材色谱相应的位置上，显相同颜色的斑点	在与对照药材色谱相应的位置上，显相同颜色的斑点	在与对照药材色谱相应的位置上，显相同颜色的斑点	在与对照药材色谱相应的位置上，显相同颜色的斑点
鉴别（2）		应在与对照品色谱相应的位置上，显相同颜色的斑点	在与对照品色谱相应的位置上，显相同颜色的斑点	在与对照品色谱相应的位置上，显相同颜色的斑点	在与对照品色谱相应的位置上，显相同颜色的斑点	在与对照品色谱相应的位置上，显相同颜色的斑点
相对密度		0.95~1.01	0.97	0.97	0.97	0.97
pH 值		4~6	4.8	4.9	4.8	4.7
装量		应符合规定	符合规定	符合规定	符合规定	符合规定
含量测定（mg/mL）		每毫升含栀子以栀子苷计，不得少于 0.7 mg	0.94	0.95	0.90	0.89
微生物限度	细菌总数（个/克）	≤ 100	< 10	< 10	< 10	< 10
	霉菌、酵母菌总数（个/克）	≤ 100	< 10	< 10	< 10	< 10
	金黄色葡萄球菌	不得检出	未检出	未检出	未检出	未检出
	铜绿假单胞菌	不得检出	未检出	未检出	未检出	未检出
	活螨	不得检出	未检出	未检出	未检出	未检出

实验日期：2009 年 1 月至 2009 年 6 月

温度：40±2℃

相对湿度：75%

表 12-14　加速稳定性试验结果 3

样品名称：新生儿退黄中药洗液　　　　　　　　　　　　　　　　批号：081127

项目		标准规定	时间			
			1 个月 （2009.1）	2 个月 （2009.2）	3 个月 （2009.3）	6 个月 （2009.6）
性状		应为棕黄色液体；味苦、辛凉	为棕黄色液体；味苦、辛凉	为棕黄色液体；味苦、辛凉	为棕黄色液体；味苦、辛凉	为棕黄色液体；味苦、辛凉
鉴别（1）		应在与对照药材色谱相应的位置上，显相同颜色的斑点	在与对照药材色谱相应的位置上，显相同颜色的斑点	在与对照药材色谱相应的位置上，显相同颜色的斑点	在与对照药材色谱相应的位置上，显相同颜色的斑点	在与对照药材色谱相应的位置上，显相同颜色的斑点
鉴别（2）		应在与对照品色谱相应的位置上，显相同颜色的斑点	在与对照品色谱相应的位置上，显相同颜色的斑点	在与对照品色谱相应的位置上，显相同颜色的斑点	在与对照品色谱相应的位置上，显相同颜色的斑点	在与对照品色谱相应的位置上，显相同颜色的斑点
相对密度		0.95~1.01	0.97	0.97	0.97	0.97
pH 值		4~6	5.1	5.1	5.1	5.1
装量		应符合规定	符合规定	符合规定	符合规定	符合规定
含量测定 （mg/mL）		每毫升含栀子以栀子苷计，不得少于 0.7 mg	0.96	0.95	0.86	0.88
微生物限度	细菌总数 （个/克）	≤ 100	< 10	< 10	< 10	< 10
	霉菌、酵母菌总数 （个/克）	≤ 100	< 10	< 10	< 10	< 10
	金黄色葡萄球菌	不得检出	未检出	未检出	未检出	未检出
	铜绿假单胞菌	不得检出	未检出	未检出	未检出	未检出
	活螨	不得检出	未检出	未检出	未检出	未检出

实验日期：2009 年 1 月至 2009 年 6 月

温度：40±2℃

相对湿度：75%

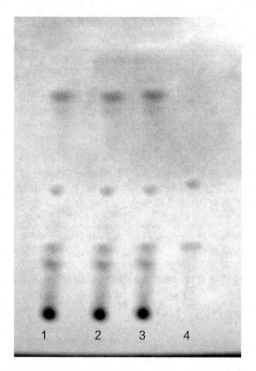

图 12-9　新生儿退黄中药洗液色谱鉴别（1 个月）（稳定性试验，大黄对照品）

　　1. 供试品（批号：081125）

　　2. 供试品（批号：081115）

　　3. 供试品（批号：081127）

　　4. 大黄对照品（902-9002，中检院）

　　展开剂：石油醚（30~60℃）– 甲酸乙酯 – 甲酸（15：5：1）的上层溶液

　　显色剂：置氨蒸气中熏

　　T：15℃，RH：66%

　　薄层板商品名：硅胶 H 板

　　薄层板规格：10 cm × 20 cm

　　薄层板型号：H

　　厂家：安徽霍山硅源材料厂

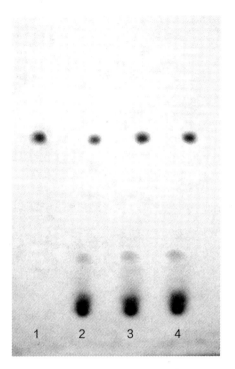

图 12-10　新生儿退黄中药洗液色谱鉴别（1 个月）（稳定性试验，薄荷脑对照品）

1. 供试品（批号：081125）

2. 供试品（批号：081115）

3. 供试品（批号：081127）

4. 薄荷脑对照品（0728-9304，中检院）

展开剂：环己烷 – 醋酸乙酯（17：3）

显色剂：10% 香草醛硫酸溶液

T：15℃，RH：68%

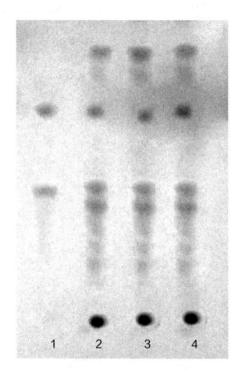

图 12-11　新生儿退黄中药洗液色谱鉴别（1 个月）

（加速稳定性试验，大黄对照品）

1. 大黄对照品（902-9002，中检院）
2. 供试品（批号：081125）
3. 供试品（批号：081115）
4. 供试品（批号：081127）
展开剂：石油醚（30~60℃）- 甲酸乙酯 - 甲酸（15 : 5 : 1）的上层溶液
显色剂：置氨蒸气中熏
T：13℃，RH：70%

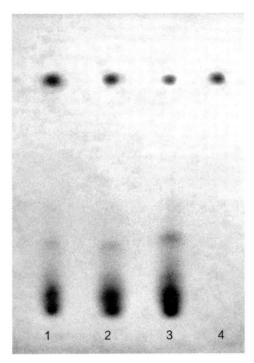

图 12-12　新生儿退黄中药洗液色谱鉴别（1 个月）

（加速稳定性试验，薄荷脑对照品）

1. 供试品（批号：081125）

2. 供试品（批号：081115）

3. 供试品（批号：081127）

4. 薄荷脑对照品（0728-9304，中检院）

展开剂：环己烷 - 醋酸乙酯（17 ∶ 3）

显色剂：10% 香草醛硫酸溶液

T：13℃，RH：70%

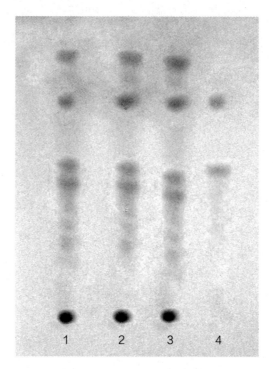

图 12-13　新生儿退黄中药洗液色谱鉴别（2 个月）

（加速稳定性试验，大黄对照品）

1. 供试品（批号：081125）
2. 供试品（批号：081115）
3. 供试品（批号：081127）
4. 大黄对照品（902-9002，中检院）

展开剂：石油醚（30~60℃）- 甲酸乙酯 - 甲酸（15：5：1）的上层溶液

显色剂：置氨蒸气中熏

T：22℃，RH：72%

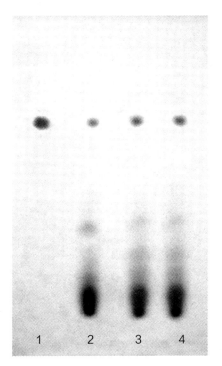

图 12-14　新生儿退黄中药洗液色谱鉴别（2 个月）

（加速稳定性试验，薄荷脑对照品）

1. 薄荷脑对照品（0728-9304，中检院）
2. 供试品（批号：081125）
3. 供试品（批号：081115）
4. 供试品（批号：081127）

展开剂：环己烷-醋酸乙酯（17：3）

显色剂：10% 香草醛硫酸溶液

T：22℃，RH：72%

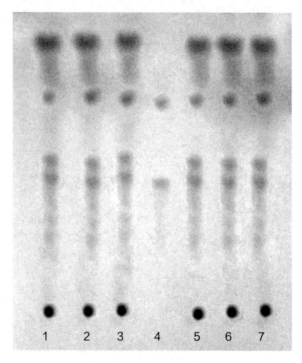

图 12-15　新生儿退黄中药洗液色谱鉴别（3 个月）

（初步、加速稳定性试验，大黄对照品）

1. 初步稳定性供试品（批号：081125）
2. 初步稳定性供试品（批号：081115）
3. 初步稳定性供试品（批号：081127）
4. 大黄对照品（902-9002，中检院）
5. 加速稳定性供试品（批号：081125）
6. 加速稳定性供试品（批号：081115）
7. 加速稳定性供试品（批号：081127）
展开剂：石油醚（30~60℃）- 甲酸乙酯 - 甲酸（15 ：5 ：1）的上层溶液
显色剂：置氨蒸气中熏
T：20℃，RH：75%

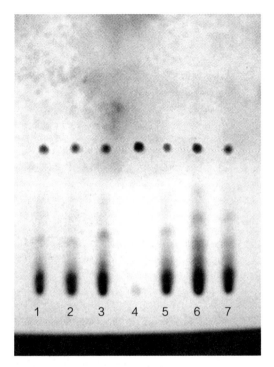

图 12-16　新生儿退黄中药洗液色谱鉴别（3 个月）

（初步、加速稳定性试验，薄荷脑对照品）

1. 初步稳定性供试品（批号：081125）

2. 初步稳定性供试品（批号：081115）

3. 初步稳定性供试品（批号：081127）

4. 薄荷脑对照品（0728-9304，中检院）

5. 加速稳定性供试品（批号：081125）

6. 加速稳定性供试品（批号：081115）

7. 加速稳定性供试品（批号：081127）

展开剂：环己烷 – 醋酸乙酯（17：3）

显色剂：10% 香草醛硫酸溶液

T：20℃，RH：75%

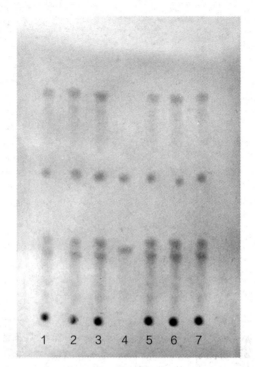

图 12-17　新生儿退黄中药洗液色谱鉴别（6 个月）

（初步、加速稳定性试验，大黄对照品）

1. 初步稳定性供试品（批号：081125）

2. 初步稳定性供试品（批号：081115）

3. 初步稳定性供试品（批号：081127）

4. 大黄对照药品（902-9002，中检院）

5. 加速稳定性供试品（批号：081125）

6. 加速稳定性供试品（批号：081115）

7. 加速稳定性供试品（批号：081127）

展开剂：石油醚（30~60℃）– 甲酸乙酯 – 甲酸（15：5：1）的上层溶液

显色剂：置氨蒸气中熏

T：28℃，RH：72%

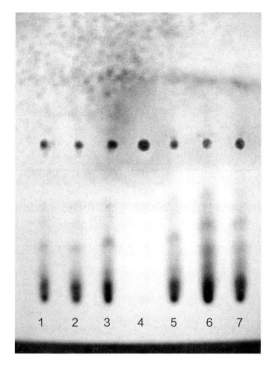

图 12-18　新生儿退黄中药洗液色谱鉴别（6 个月）

（初步、加速稳定性试验，薄荷脑对照品）

1. 初步稳定性供试品（批号：081125）

2. 初步稳定性供试品（批号：081115）

3. 初步稳定性供试品（批号：081127）

4. 薄荷脑对照品（0728-9304，中检院）

5. 加速稳定性供试品（批号：081125）

6. 加速稳定性供试品（批号：081115）

7. 加速稳定性供试品（批号：081127）

展开剂：环己烷 - 醋酸乙酯（17 ： 3）

显色剂：10% 香草醛硫酸溶液

T：28℃，RH：72%

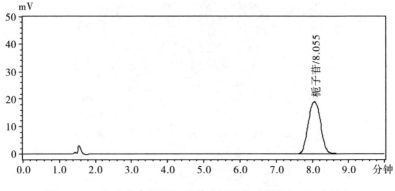

图 12-19　初步稳定性试验图谱（栀子苷对照品）（1 个月）

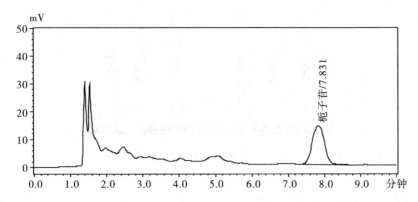

图 12-20　初步稳定性试验图谱（栀子苷对照品）081125 批稳定性试验（1 个月）

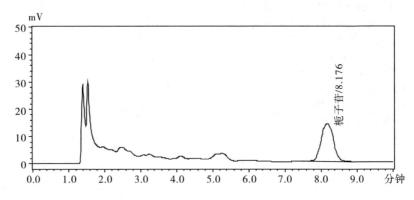

图 12-21　初步稳定性试验图谱（栀子苷对照品）081115 批稳定性试验（1 个月）

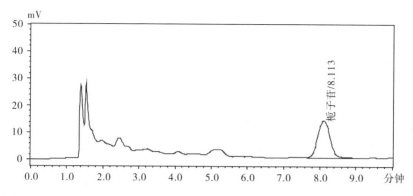

图 12-22　初步稳定性试验图谱（栀子苷对照品）081127 批稳定性试验（1 个月）

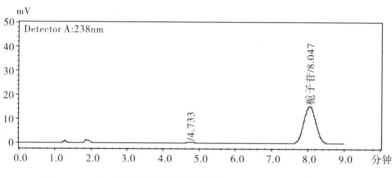

图 12-23　初步稳定性试验图谱（栀子苷对照品）（3 个月）

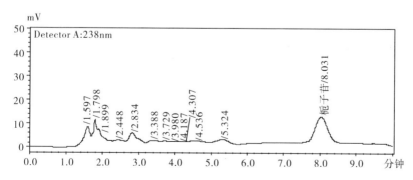

图 12-24　初步稳定性试验图谱（栀子苷对照品）081125 批稳定性试验（3 个月）

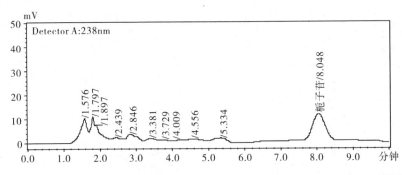

图 12-25　初步稳定性试验图谱（栀子苷对照品）081115 批稳定性试验（3 个月）

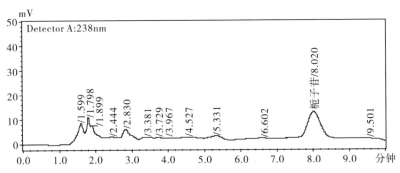

图 12-26　初步稳定性试验图谱（栀子苷对照品）081127 批稳定性试验（3 个月）

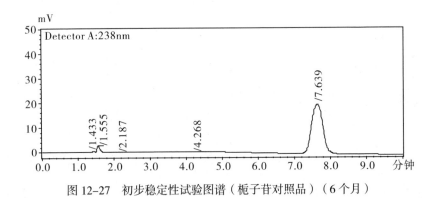

图 12-27　初步稳定性试验图谱（栀子苷对照品）（6 个月）

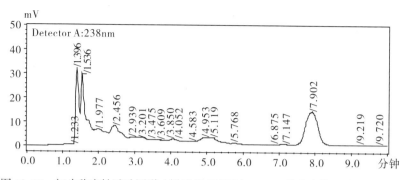

图 12-28　初步稳定性试验图谱（栀子苷对照品）081125 批稳定性试验（6 个月）

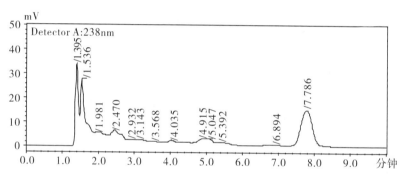

图 12-29　初步稳定性试验图谱（栀子苷对照品）081115 批稳定性试验（6 个月）

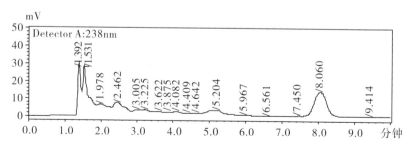

图 12-30　初步稳定性试验图谱（栀子苷对照品）081127 批稳定性试验（6 个月）

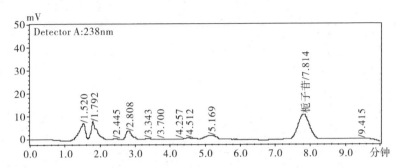

图 12-31 加速稳定性试验图谱（栀子苷对照品）081125 批稳定试验（1 个月）

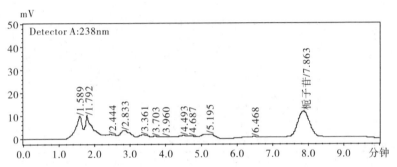

图 12-32 加速稳定性试验图谱（栀子苷对照品）081115 批稳定试验（1 个月）

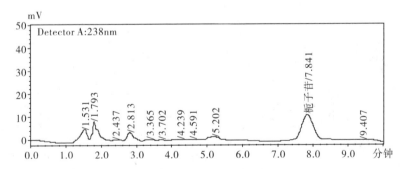

图 12-33 加速稳定性试验图谱（栀子苷对照品）081127 批稳定试验（1 个月）

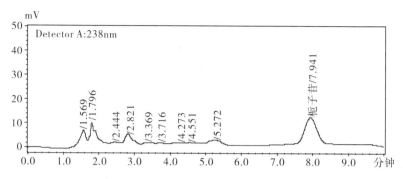

图 12-34 加速稳定性试验图谱(栀子苷对照品)081125 批稳定性试验(2 个月)

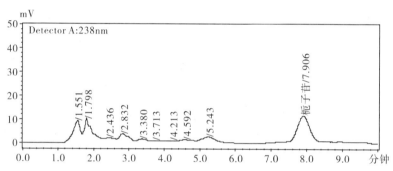

图 12-35 加速稳定性试验图谱(栀子苷对照品)081115 批稳定性试验(2 个月)

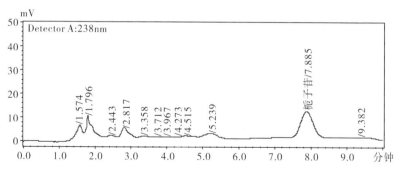

图 12-36 加速稳定性试验图谱(栀子苷对照品)081127 批稳定性试验(2 个月)

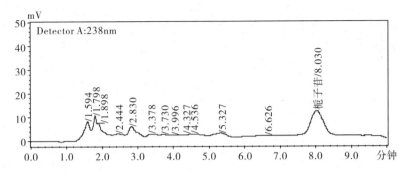

图 12-37　加速稳定性试验图谱（栀子苷对照品）081125 批稳定性试验（3 个月）

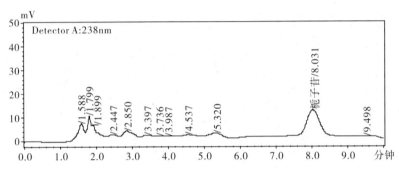

图 12-38　加速稳定性试验图谱（栀子苷对照品）081115 批稳定性试验（3 个月）

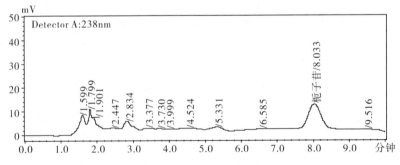

图 12-39　加速稳定性试验图谱（栀子苷对照品）081127 批稳定性试验（3 个月）

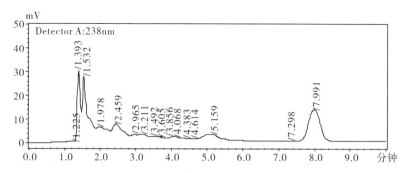

图 12-40　加速稳定性试验图谱（栀子苷对照品）081125 批稳定性试验（6 个月）

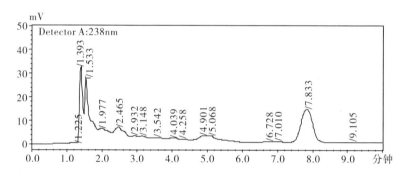

图 12-41　加速稳定性试验图谱（栀子苷对照品）081115 批稳定性试验（6 个月）

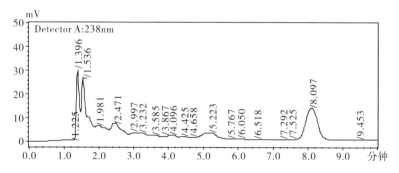

图 12-42　加速稳定性试验图谱（栀子苷对照品）081127 批稳定性试验（6 个月）

（六）结论

通过对新生儿退黄中药洗液质量进行 6 个月初步稳定性试验和 6 个月加速稳定性试验，初步试验研究证实，该药在室温、湿度 60%~90% 和正常光照条件下保存 6 个月，其性状、鉴别、检查、含量测定等考察项目均符合规定。表明本品在临床用药的包装条件下有良好的环境适应性。初步稳定性试验和加速稳定性试验结果均提示本品 2 年内稳定。按照质量稳定性研究的技术要求继续进行常温稳定性考察。

四、动物安全性实验

（一）材料与试剂

①新生儿退黄中药洗液：南宁市第一人民医院提供，批号为 20051024，规格为每瓶 250 mL，浓度相当总药材含量为 7.4 g/mL。试验用药液分高浓度药液与低浓度药液。低浓度药液与临床用原药液相同，即浓度为 7.4 g/mL；高浓度药液为临床用原药液的 4 倍浓缩液，相当总药材含量为 29.6 g/mL。

②2，4- 二硝基氯代苯：取 2，4- 二硝基氯代苯用丙酮配制成 0.1% 的激发浓度，作为刺激性实验用。

③生理盐水：作为急性毒性和过敏性实验的空白对照组。

④试验动物：白家兔，体重 2.2 ± 0.5 kg，为清洁级（Ⅱ级）；白豚鼠，体重 180 ± 30 g，为清洁级（Ⅱ级），均由广西医科大学医学实验动物中心提供，动物合格证为"桂动许字（2000）第 001 号"，动物房合格证为"桂医动字第 23003 号"。试验环境为广西中医药研究所实验动物室，温度 23 ± 2 ℃，湿度 60% ± 10%。试验期间动物单独分笼饲养，饲喂全价颗粒饲料和适量青饲料，自由饮用清洁自来水。

（二）试验方法

1. 试验动物准备

试验前 24 小时，取试验动物，用理发推子和刀片在其背部做约相当于动物体表面积 10% 的去毛区（白家兔约为 150 cm²，白豚鼠为 40 cm²）。去毛区皮肤无损伤者留作完整皮肤试验；去毛区皮肤用针头做多处"井"字形划破，且只限于划破皮肤，不伤及皮下组织，以皮肤上有出血点为度，有此种皮肤损伤的动物留作损伤皮肤试验。

2. 急性毒性试验

取符合要求的白家兔 60 只，其中完整皮肤者 30 只、损伤皮肤者 30 只。两部分分别随机分为 3 组，每组 10 只，作为生理盐水阴性对照组、新生儿退黄中药洗液高剂量组、新生儿退黄中药洗液低剂量组。对照组在其去毛区皮肤涂生理盐水 5 mL，新生儿退黄中药洗液高剂量组、新生儿退黄中药洗液低剂量组动物在其去毛区皮肤涂相应浓度的退黄中药外洗液药液 5 mL，湿巾敷贴加不透气胶布完全包扎，保证药液留置，重复施药，保持湿巾被药液湿润。24 小时内共施药 4 次。次日撤除湿巾，洗去残留药液。连续观察洗除残药后 1 小时、24 小时、48 小时、72 小时及第 7 日，记录动物的行为活动、体征、用药部位皮肤反应、体重、进食排泄、眼和黏膜变化、呼吸和中枢神经系统变化、四肢活动及其他的中毒表现，观察动物死亡情况和中毒器官的组织病理变化情况。

3. 刺激性试验

单次给药皮肤刺激性试验：取符合要求的白豚鼠 40 只，其中完整皮肤者 20 只、损伤皮肤者 20 只。用药组在左侧去毛区皮肤斑贴含 1.11 mL 新生儿退黄中药洗液的湿巾（1 cm × 1 cm），生理盐水组同法在右侧斑贴生理盐水湿巾，并用不透气胶布完全包扎，保证药液留置于去毛区皮肤 6 小时以上。于用药 24 小时后用无刺激性的温生理盐水洗去残留药液。然后于洗除残药后 1 小时、24 小时、72 小时，观察动物受药部位皮肤有无红斑、水肿等情况，按照刺激强度及刺激反应评分标准，对完整与破损皮肤进行刺激强度评价。

多次给药皮肤刺激性试验：选用动物、操作方法、评价方法同单次给药皮肤刺激性试验。但用药为每日在同一部位用药 3 次，连用 7 日。停药后观察 7 日。观察受药部位有无色素沉着、出血点、皮肤粗糙、皮肤菲薄等情况，并做受药部位皮肤组织病理学检查。

4. 过敏性试验

局部皮肤过敏试验：取符合要求的白豚鼠 80 只，其中完整皮肤者 40 只、损伤皮肤者 40 只。各部分豚鼠随机分为生理盐水阴性组、1% 2，4- 二硝基氯代苯 - 丙酮溶液阳性组、新生儿退黄中药洗液高剂量组、新生儿退黄中药洗液低剂量组，每组 10 只。按照过敏实验方法，各组豚鼠经相应试验药液进行去毛区的皮肤致敏接触和激发接触，观察并记录洗去试验药液后 0 小时、24 小时、48 小时、72 小时各组豚鼠皮肤过敏反应情况，按皮肤过敏反应评分标准评分。

全身皮肤过敏试验：选用动物和分组情况同局部皮肤过敏试验。各组豚鼠分别用相应抗原药液进行经皮肤给药的致敏和抗原攻击试验。致敏和抗原攻击试验期间，观察致敏给药后 14 天、21 天过敏反应的强弱程度。

5. 试验结果

对动物一般情况的影响：试验期间，各组白豚鼠外观体征、行为活动、进食、排泄均正常。无异常搔痒行为，眼、黏膜等无任何改变，呼吸和中枢神经系统均无中毒表现。所有动物体重增长正常，受药部位皮肤无红斑、无水肿、无色素沉着、无出血点、无皮肤粗糙、无皮肤菲薄。表明皮肤急性毒性试验、刺激性试验、过敏性试验对动物的一般情况无影响。

皮肤刺激性试验结果：按刺激强度及刺激反应评分标准[3]，评价单次和多次给药对完整与破损皮肤的刺激强度、刺激反应的恢复情况和时间，各组评价为无刺激性。

皮肤过敏性试验结果：完整皮肤或损伤皮肤豚鼠的皮肤过敏试验，接触新生儿退黄中药洗液，局部皮肤过敏试验和全身过敏实验均为阴性。表明全身或局部用药都不会引起过敏反应。受药部位皮肤组织做病理切片检查，各组切片见复层上皮细胞完整，毛囊组织结构正常，皮下组织未见有明显的白细胞浸润和组织充血、渗出、变性、坏死等病理性改变。

（三）新生儿退黄中药洗液对黄疸模型的退黄作用

1. 建立大鼠溶血性黄疸的模型

清洁级 SD 大鼠 50 只，雌雄兼用，每只体重 200~230 g，腹腔注射乙酰苯肼（APH）150 mg/kg，诱导形成红细胞氧化性溶血模型。

2. 动物分组及给药

大鼠随机分为 5 组，每组 10 只，分别为正常组、模型组、高浓度洗液组、中浓度洗液组、低浓度洗液组（分别将药液用自来水稀释 5 倍、10 倍、50 倍）。除正常组外，其余各组大鼠腹腔注射 APH150 mg/kg，诱导形成红细胞氧化性溶血模型。各退黄中药洗液组自造模后即予药浴 15 分钟，1 次 / 天，连续 3 天，正常组和模型组予等容积的自来水浴。

3. 样品采集及测定

每组大鼠第 3 天药浴或水浴 1 小时后摘除眼球取血，测定血清胆红素 3 项、谷丙转氨酶、谷草转氨酶及总胆汁酸的含量。以此类检测指标观察各组的退黄效果。并摘取大鼠肺脏、肝脏、脾脏、肾脏，标本即刻用 10% 中性福尔马林固定液浸泡，液体体积为标本的 3~5 倍，于 48 小时内送病理检查。观察肺脏（肺实质是否有充血、水肿肺间质是否有充血、水肿肺泡是否有充血等）、肝脏〔肝细胞的形态结构是否正常、胆管是否有胆汁淤积（"-"为没有，"+"为轻度，"++"为中度，"+++"为重度）、胆总管是否有扩张〕、心脏（心肌细胞是否有坏死／梗死）、肾脏（肾小球的形态结构是否正常，肾小管的形态结构是否正常、管内是否有胆红素管型等）病理切片，对比查看模型组、洗液组跟正常组的病理标本在细胞组织结构上的区别，发现各组病理切片无异常（见图12-43至图12-45）。

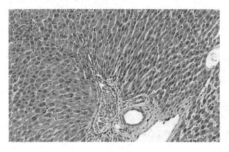 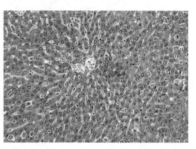

图 12-43　正常组病理切片　　　　图 12-44　洗液组病理切片

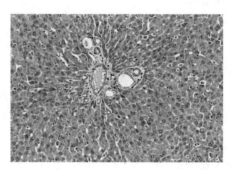

图 12-45　模型组病理切片

4. 结果

动物实验表明乙酰苯肼作为造模剂，以 150 mg/kg 腹腔注射大鼠，可获得良好的黄疸模型。在消除黄疸的动物实验中，将新生儿退黄中药洗液分别稀释 5 倍、10 倍、50 倍而制成的高、中、低浓度洗液泡浴大鼠黄疸模型后，不同浓度的洗液均可明显降低大鼠血清胆红素、谷草转氨酶、谷丙转氨酶及总胆汁酸水平，有统计学意义（$P<0.001$）；但各浓度组的组间比较无统计学差异（$P>0.05$），说明实验中选择的 3 种浓度洗液均有效且退黄作用效果相当。见表 12-15、表 12-16、表 12-17。

表 12-15　高、中、低浓度新生儿退黄中药洗液对大鼠 TBIL、DBIL、IBIL 的影响（$\bar{\chi} \pm s$）

		n	TBIL（μmol/L）	DBIL（μmol/L）	IBIL（μmol/L）
组别	正常组	10	1.87 ± 0.519	1.05 ± 0.433	0.820 ± 0.583
	模型组	10	7.90 ± 0.904	3.55 ± 0.680	4.35 ± 0.463
	低浓度组	10	6.19 ± 1.264	2.52 ± 0.803	3.67 ± 0.531
	中浓度组	10	5.57 ± 0.948	2.38 ± 0.573	3.19 ± 0.749
	高浓度组	10	5.39 ± 0.758	2.24 ± 0.433	3.18 ± 0.480
F 值		–	58.236	21.911	54.406
P 值		–	0.000	0.000	0.000

表 12-16　高、中、低浓度新生儿退黄中药洗液对大鼠 ALT、AST、TBA 的影响（$\bar{\chi} \pm s$）

		n	ALT（U/L）	AST（U/L）	TBA（μmol/L）
组别	正常组	10	51.60 ± 15.035	162.50 ± 35.208	11.49 ± 3.430
	模型组	10	79.10 ± 9.539	288.8 ± 17.485	46.59 ± 10.017
	低浓度组	10	67.10 ± 7.490	257.30 ± 10.188	37.94 ± 4.836
	中浓度组	10	64.20 ± 8.791	251.30 ± 13.663	35.24 ± 5.000
	高浓度组	10	59.60 ± 7.199	240.60 ± 5.461	32.73 ± 3.286
F 值		–	10.211	59.062	49.382
P 值		–	0.000	0.000	0.000

表 12-17　新生儿退黄中药洗液浓度组之间的 P 值

组别	TBIL	DBIL	IBIL	ALT	AST	TBA
低浓度组 – 中浓度组	0.135	0.605	0.066	0.521	0.491	0.308
低浓度组 – 高浓度组	0.065	0.304	0.061	0.101	0.060	0.053
中浓度组 – 高浓度组	0.715	0.605	0.969	0.310	0.222	0.343

五、临床治疗及干预

（一）新生儿退黄中药洗液的临床效果

在新生儿黄疸的临床治疗研究中，采用新生儿退黄中药洗液干预实验组药浴后，黄疸的消退结果明显优于对照组，总有效率为 95%。表明新生儿退黄中药洗液对出生 72 小时内出现黄疸的新生儿有良好的退黄作用。

在临床干预治疗新生儿黄疸的临床研究中，实验组药浴后，新生儿血清总胆红素及间接胆红素值均低于对照组（$P<0.05$），直接胆红素两组比较无统计学差异（$P>0.05$）；经皮胆红素读数监测结果显示，干预组的胆红素平均增加值明显低于对照组（$P<0.05$），即中药外洗可有效控制新生儿黄疸的加深；临床观察黄疸出现时间，实验组比对照组推迟近 4 小时；实验组因黄疸转光疗的患儿比例明显减少，说明该组病理性黄疸的发生率低于对照组。实验表明，新生儿退黄中药洗液对正常健康新生儿进行早期干预，治疗的结果达到并优于口服或注射中药退黄制剂及使用肝酶诱导剂等西药预防新生儿黄疸的效果。同时，在所有使用药液外洗的新生儿中，无一例出现皮肤红斑、皮疹、破损等不良反应。

1. 临床治疗

治疗中分为两组，每组 90 例，均为足月顺产新生儿，无窒息，出现黄疸的最小年龄为出生 12 小时，最大为出生 72 小时，平均出现黄疸年龄为 36 小时。两组患儿胎龄、出生体重、出现黄疸时间、黄疸程度、皮测胆红素、血清总胆红素差异无统计学意义（$P>0.05$）。实验组用新生儿退黄中药洗剂每日洗 1 次，每次 250 mL×2 瓶，加入 5~10 L 的温水中，外洗全身或放入水盆中浸泡，每次 20~30 分钟，连用 2 天，同时口服苯巴比妥片 10 mg，3 次 / 天；对照组仅口服苯巴比妥片 10 mg，3 次 / 天。按照设计的疗效评价标准，每日均观察两组新生儿的皮肤黄疸程度，并测定血清总胆红素、皮测胆红素。记录每日排便次数、黄疸消退时间、患儿的情绪表现（有无不适现象）等。疗效评价标准：①临床治愈，皮肤黄染程度从重度、中度降至没有，皮测胆红素治疗后比治疗前降低 20%，皮测胆红素值读数 <18，总胆红素 <160 μmol/L；②显效，皮肤黄染程度从重度、中度降至轻度，皮测胆红素治疗后比治疗前降低 15%，皮测胆红素值为 18~20，总胆红素 <205 μmol/L；③有效，皮肤黄染从重度降到中度，皮测胆红素治疗后比治疗前降低 10%，皮测胆红素值从大于 25 降至 20，总胆红素 ≤ 205 μmol/L；④无效，皮肤黄染、皮测胆红素值和总胆红素值无明显改变（皮测胆红素值以生产厂家设置的为标准，读数为 23 时，则相当于血清总胆红素 206 μmol/L）。

总有效率 = 临床治愈率 + 显效率 + 有效率

在本项目的临床治疗研究中，所有的新生儿均无临床过敏、红斑和皮疹等临床不良反应。

2. 临床早期干预治疗

将 120 例足月正常生产的新生儿，其母亲无妊娠并发症，肝炎病原学检查为阴性；胎龄 >37 周，新生儿体重 ≥ 2500 g、Apgar 评分 ≥ 8 分，无产伤、ABO 溶血、G-6-PD 缺乏、感染性疾病及家族遗传性疾病的健康足月新生儿作为临床研究对象。将 120 名研究对象随机分为实验组和对照组各 60 例，两组均采用统一设计的表格进行临床情况观察，并用经皮胆红素检测仪（HD-368 型，广东省医疗器械研究所）进行监测（早、晚 9 时各 1 次，直至出院），同时采集新生儿出生时的脐血及出生后第 3 天的静脉血测定血清胆红素浓度。

实验组于新生儿出生后 24 小时开始给予新生儿退黄中药洗液浸泡（取原药液 500 mL，加入 10 L 温水中浸泡 15~20 分钟，浸泡前用防水脐贴保护脐部），1 次 / 天，共 3 天；对照组于新生儿出生后 24 小时常规给予苯巴比妥 8 mg（上海医药有限公司信谊制药总厂，生产批号：050601）、加味茵陈汤（院内制剂）5 mL，口服，3 次 / 天，共 3 天。两组在监测过程中当经皮测胆红素 ≥ 23（相当于血清胆红素 206 μmol/L），静脉血清胆红素 > 205 μmol/L 时即转蓝光治疗。

临床早期干预治疗的所有新生儿均无临床过敏、红斑、皮疹等临床不良反应。

3. 护理研究

临床治疗和临床早期干预治疗的研究基础上，进行护理研究的观察。入浴前测量婴儿体温，观察其皮肤及脐部情况，如有严重皮疹、脐部感染等则不宜入浴。泡浴过程中，护士在旁守护，观察婴儿有无出现烦躁、哭闹、呕吐的现象，协助婴儿在水中运动，保证婴儿安全，防止婴儿跌落浴盆外等意外发生。药浴结束后检查皮肤有无红斑、皮疹等，并给予婴儿按摩。护理中注意观察新生儿皮肤颜色、黄疸分布、黄疸程度、黄疸出现时间和伴随症状，每天监测新生儿胆红素的变化。

护理研究的所有新生儿均无临床过敏、红斑、皮疹等临床不良反应。

4. 统计学处理

采用 SPSS 10.0 软件进行统计分析，数据用 $\bar{x} \pm s$ 表示，组间资料比较用配对 t 检验，计数资料用 χ^2 检验。

5. 结果

（1）临床治疗的效果

两组新生儿黄疸患儿临床治疗结果对比见表 12-18。

表 12-18 两组新生儿黄疸患儿临床治疗结果对比

组别	n	临床治愈	显效	好转	无效	总有效率（%）
实验组	90	63	14	7	6	93.3
对照组	90	34	23	19	14	84.4

注：两组比较，$\chi^2 = 8.0$，$P < 0.05$。

可见实验组的治疗效果优于对照组。

（2）临床干预治疗的结果

两组干预治疗前后的胆红素水平见表 12-19。

表 12-19 两组干预治疗前后的胆红素水平

组别		经皮胆红素测定				第 3 天血清胆红素（$\mu mol/L$）		
		治疗前	24 小时	48 小时	72 小时	总胆红素	直接胆红素	间接胆红素
组别	实验组	16.62 ± 1.76	18.19 ± 1.93	18.96 ± 1.65	19.1 ± 2.06	220.2 ± 54.33	28.45 ± 7.86	191.18 ± 46.67
	对照组	14.99 ± 2.41	17.10 ± 1.92	18.91 ± 1.38	19.42 ± 1.96	245.79 ± 54.33	29.2 ± 7.73	214.42 ± 50.28
	t	5.69	2.51	1.03	0.75	2.19	0.42	1.97
	p	< 0.01	< 0.05	> 0.05	> 0.05	< 0.05	> 0.05	< 0.05

注：实验组治疗前后经皮胆红素数增加值与对照组比较 $t = 5.68$，$P < 0.05$。

（3）临床干预治疗中黄疸出现时间的比较

实验组为 55.05 ± 14.78 小时，对照组为 51.3 ± 12.56 小时，$t = 1.43$，$P > 0.05$，虽无统计学意义，但相对时间推迟近 4 小时；实验组治疗期间因黄疸需转光疗 4 例（10%），而对照组转光疗 11 例（27.5%），两组比较差异有显著性（$\chi^2 = 4.02$，$P < 0.05$）。

（4）护理结果

在临床治疗和临床早期干预治疗中，对实验组和对照组进行护理观察的新生儿均无皮肤红斑和皮疹等临床皮肤过敏的表现，也无皮肤破损的情况。护理操作方便、简单、有效。

（二）新型新生儿退黄中药洗液的临床效果

因原新生儿退黄中药洗液共有15味药材，成分较为复杂，鉴于此，发明人继续研发新型新生儿退黄中药洗液，精简出大黄、茵陈、栀子等3味中药，同样以透皮吸收、中药外洗的作用机制干预治疗黄疸患儿，取得良好效果。

1. 临床实验新生儿入选标准

以在南宁市第一人民医院分娩，母亲无妊娠并发症，肝炎病原学检查为阴性；无ABO溶血，无G-6-PD缺乏，无ABO血型不合，出生体重2500~4000 g，Apgar评分≥8分，无感染性疾病的健康足月新生儿135例作为研究对象。

2. 临床实验分组及方法

135例符合入选标准的新生儿用SAS软件随机分为3组，每组45例，分别是实验组1（使用退黄活性有效成分制成新型新生儿退黄中药洗液，简称"新外洗液"组）、实验组2（新生儿退黄中药洗液组，简称"原外洗液"组）、对照组（口服苯巴比妥组）。各组新生儿的胎龄、体质量、黄疸出现时间、治疗前血清胆红素，经SPSS17.0统计软件的方差分析处理后，结果差异均无统计学意义（$P > 0.05$），具有可比性。

实验组1（新外洗液组）于新生儿出生72小时后开始给予新外洗液进行退黄治疗，取药液500 mL加入10 L温水，将新生儿颈部以下部位浸泡于药液中15~20分钟（浸泡前用防水脐贴保护脐部），1次/天，共3天；实验组2（原外洗液组）以同上方法给予原有新生儿中药退黄洗液进行退黄治疗；对照组口服苯巴比妥片 8 mg，每日一次。各组在用药后 3 天进行血清总胆红素、皮肤黄疸程度、新生儿排胎粪情况、新生儿精神状况及皮肤安全性的比较。治疗过程中若 TCB 读数 ≥ 19（相当于血清胆红素 205 μmol/L）时即转蓝光治疗。

有效率 = 临床控制 + 显效 + 有效

3. 统计方法

采用 SPSS19.0 软件进行统计分析，计量资料的数据用 $\bar{x} \pm s$ 表示，用方差分析进行统计，等级资料用秩和检验进行统计。检验水准 a=0.05，P >0.05 差异无显著性，P <0.05 有统计学意义。

4. 结果

用药后，各组新生儿血清总胆红素经方差分析，P<0.05；新生儿胎粪转黄时间经方差分析，P < 0.05；治疗后各组临床疗效经秩和检验，P < 0.05。血清总胆红素、胎粪转黄时间及疗效的组间比较，实验组1（新外洗液组）与实验组2（原外洗液组）比较，P < 0.05；实验组 1（新外洗液组）与对照组（口服苯巴比妥组）比较，P < 0.05；实验组 2（原外洗液组）与对照组（口服苯巴比妥组）比较，P < 0.05。表明实验组 1（新外洗液组）可以有效地抑制胆红素异常升高，并有促进胎粪排出的作用，效果优于实验组 2（原外洗液组）和对照组（口服苯巴比妥组）的治疗。在总体疗效方面，新外洗液可以抑制血清胆红素异常升高，减轻皮肤黄染的程度，缓解新生儿的精神、吮乳等状况，有效地控制新生儿黄疸，其效果优于原外洗液及单用苯巴比妥的治疗。

纳入观察的 3 组新生儿连续观察 3 天，其中实验组 1 转光疗 3 例，实验组 2 转光疗 4 例，对照组转光疗 14 例。3 组新生儿连续观察 3 天均未出现任何与用药相关的不良反应。

3 组新生儿血清总胆红素值经方差分析检验，P<0.05，差异有统计学意义。组间两两比较结果可见，实验组 1 与实验组 2 比较，P<0.05，差异有统计学意义；实验组 1 和对照组比较，P<0.05，差异

有统计学意义；实验组 2 与对照组比较，$P<0.05$，差异有统计学意义（表 12-20）。

表 12-20　各组用药第 3 天未转光疗新生儿的血清总胆红素水平比较

组别	例数（例）	第 3 天血清总胆红素（μmol/L）
实验组 1	42	131.47 ± 29.50
实验组 2	41	144.48 ± 23.02
对照组	31	168.64 ± 14.36

3 组新生儿首次胎粪时间经方差分析检验，$P>0.05$，差异无显著性，具有可比性；胎粪转黄时间经方差分析检验，$P<0.05$，差异有统计学意义。组间两两比较结果：实验组 1 与实验组 2 比较，$P<0.05$，差异有统计学意义；实验组 1 和对照组比较，$P<0.01$，差异有统计学意义；实验组 2 与对照组比较，$P<0.05$，差异有统计学意义（表 12-21）。

表 12-21　各组新生儿胎粪情况

组别	例数（例）	首次胎粪时间（小时）	胎粪转黄时间（小时）
实验组 1	45	14.89 ± 3.59	77.27 ± 4.08
实验组 2	45	15.07 ± 3.30	79.40 ± 4.35
对照组	45	15.39 ± 3.75	87.82 ± 4.63

3 组新生儿疗效经多组独立样本秩和检验，检验结果 $P < 0.05$；对数据进行排秩，然后以秩次作为测量变量，做方差分析可得 $F=16.918$，$P<0.05$。组间两两比较结果：实验组 1 与实验组 2 比较，$P<0.05$，差异有统计学意义；实验组 1 和对照组比较，$P<0.05$，差异有统计学意义；实验组 2 与对照组比较，$P<0.05$，差异有统计学意义（表 12-22）。

表 12-22 各组新生儿疗效比较

组别	总例数（例）	临床控制（例）	显效（例）	有效（例）	无效（例）	总有效率（%）
实验组 1	45	32	6	4	3	93.3
实验组 2	45	31	7	3	4	91.1
对照组	45	24	2	5	14	68.9

（三）成就及展望

新生儿退黄中药洗液运用中医药退黄机理通过透皮吸收促进血液循环，增强脾胃功能，提高肝胆排泄能力，促进胆汁正常排泄，使黄疸迅速消退。该洗液改变和增加了现行临床治疗及早期干预治疗新生儿黄疸的方法，克服了新生儿口服药物的困难，而且操作简便、易行、有效，是治疗和早期干预新生儿黄疸行之有效的方法。

此外，对国家发明专利"新生儿退黄中药洗液"进行了系统的制剂提取、质量控制、稳定性实验、薄层鉴别、安全性、临床干预治疗和经济学分析及护理研究。目前国内外没有"新生儿退黄中药洗液"的相关研究，该发明专利填补了国内在新生儿黄疸外洗治疗的空白，拥有自主知识产权。研究结果表明，"新生儿退黄中药洗液"临床效果良好，使用方法简便易行，值得大力推广使用。

自 2005 年至今，在课题立项人吴曙粤主任医师的主持指导下，课题组对新生儿中药退黄外洗液进行了临床、干预、护理、质量控制、动物实验、退黄机理、产品开发、推广应用等系列科研项目研究，除此之外，还对 G-6-PD 缺乏的黄疸患儿进行基因检测、多中心临床治疗、护理、经济学对比等研究，获得了国家发明专利"新生儿退黄中药洗液"（ZL200510019562.1），在此基础上，"新型新生儿退黄中药洗液及其制备方法"（申请号 201510018943.1）已于 2015 年 1 月申请国家发明专利，正在审理中。该洗液治疗新生儿黄疸的方法，已在多家医院推广使用，累计近1000例患儿入组观察治疗，均取得良好的退黄效果。累计培养带教8名研究生、4名副高职称卫生医护药人员；共发表论文20余篇，其中核心期刊11篇。获得2011广西医药卫生适宜技术推广奖二等奖、2012年南宁市技术发明三等奖、2015年全国妇幼健康科学技术科技成果奖三等奖、2015年南宁市科学技术进步奖二等奖、2015年广西医药卫生适宜技术推广奖二等奖、2016年广西医药卫生适宜技术推广奖二等奖。

附录 新生儿常用化验正常值

表 1 新生儿血常规正常值

测定项目	孕28周	孕34周	足月儿脐血	第1天	第3天	第7天	第14天	第21天	第28天
RBC 10^{12}/L	4.0	4.4	5.25	5.8	5.6	5.2	5.1		
HB g/L	145	150	168	184	178	170	168	10	125
			(137~218)	(140~220)	(138~218)	(140~200)	(138~198)	(129~151)	(115~135)
Het %	0.45	0.47	0.53	0.58	0.55	0.54	0.52	0.43	0.37
Ret %	0.05~0.1	0.03~0.1	0.03~0.07	0.03~0.07	0.01~0.03	0~0.01	0~0.01		
WBC 10^9/L			10.0~26.0	9.0~30.0	5.0~14.5	5.0~21.0	5.0~20.0		
中性粒 10^9/L			5.0~13.0	9.0~18.0	2.0~7.0	1.5~10.0	1.0~9.5		
杆状核 10^9/L			0.4~1.8	0.4~2.0	0.2~0.4	0.83	0.63		
淋巴 %				3.1	41	48			
单核 %				5.8	9.1	8.8			
嗜酸 %				2.2	4.1	3.1			
嗜碱 %				0.6	0.4	0.4			
PLT 10^{12}/L			290	192	213	248	252		

表2 新生儿正常血气值

测定项目		脐静脉	出生~11小时	12小时~4天	5~28天	2个月~3年
pH值	均值	7.334	7.32	7.40	7.39	7.40
	范围	7.30~7.35	7.22~7.41	7.33~7.47	……	7.35~7.46
PCO_2mmHg	均值	42.2	40.6	36.2	37.2	34.5
	范围	38.7~47.0	32.9~48.3	29.8~42.0	……	28.9~40.0
PO_2mmHg	均值	29.2	58.0	60.8	62.8	81.9
	范围	18.2~39.4	45.8~70.2	49.0~72.5	……	59.3~105
HCO_3^- mmol/L	均值	21.6	20.4	21.9	……	21.2
	范围	20.3~23.4	15.6~25.2	17.8~26.1	……	18.2~24.3
BEmmol/L	均值	-3.0	-4.8	-2.2	-2.4	-2.9
	范围	-4~-1.2	-9.8~+0.3	-6.6~+2.4	……	-5.8~+0.1

pH值 7.35~7.45，PCO_2 35~45 mmHg，HCO_3^- 22~26 mmol/L，AG 8~16（12），A-aPO_2 5~15 mmHg。

表 3　新生儿脑脊液正常值

	白细胞 10^6/L（范围）	蛋白 g/L（范围） mg/dL（范围）	葡萄糖 mmol/L（范围） mg/dL（范围）	脑脊液／血葡萄糖（%）（范围）
足月儿	8.2 （0~32）	0.9（0.02~1.7） 90（20~170）	2.91（1.90~6.66） 52（34~119）	0.81（0.44~2.48） 81（44~248）
早产儿	9.0 （0~29）	1.15（0.65~1.5） 115（65~150）	2.8（1.34~3.53） 50（24~63）	0.74（0.55~1.05） 74（55~105）

颅压正常值（mmH$_2$O）：新生儿 10~20（< 80），婴儿 30~80（< 100），幼儿 40~150（< 200），年长儿 60~180（< 200）。

表 4 足月新生儿甲功正常值

	T_4（μg/dL）	T_3（ng/dL）	TBG（mg/dL）	TSH（μU/mL）
脐血	10.9（7~13）	48（12~90）	5.4（1.2~9.6）	9.5（2.4~20）
2 小时	22.1	217	–	86
24~72 小时	17.2（12.4~24.9）	125（89~256）	5.4	7.4（<2.5~16.3）
2 周	12.9（8.2~16.6）	250	5（1~9）	–
6 周	10.3（7.9~14.4）	163（114~189）	4.8（2~7.6）	2.5（<2.5~6.3）

TSH > 20 μU/mL（即 20 mU/L）怀疑甲低。

表5　血糖测定值

	血糖测定值（血清）mmol/L（mg/dL）
脐血	2.5~5.3（45~96）
早产儿	1.1~3.3（20~60）
足月儿	1.7~3.3（30~60）
1天	2.2~3.3（40~60）
>1天	2.8~5.0（50~90）

表6　红细胞葡萄糖-6-磷酸脱氢酶（G-6-PD）活性定量测定

方法	正常值
世界卫生组织推荐的 Zinkham 法	（12.1±2.09）IU/gHb
Clock 法与 Mclean 法	（8.34±1.59）IU/gHb
NBT 定量法	13.1~30.0 NBT 单位
葡萄糖 -6- 磷酸脱氢酶 / 葡萄糖酸 -6- 磷酸脱氢酶比值测定	正常值成人 1.0~1.67 脐带血 1.1~2.3

表 7　足月儿凝血功能

凝血酶原时间（PT）（秒）	16（13~20）
部分凝血酶原时间（APPT）（秒）	45~65
凝血酶时间（TT）（秒）	10~16
血浆纤维蛋白原测定（Fbg）（g/L）	1.17~2.25
血浆 D- 二聚体测定（mg/L）	0~0.5
抗凝血酶Ⅲ（AT Ⅲ）（μ/mL）	0.56

表 8　C- 反应蛋白

C- 反应蛋白　（血浆）	脐血	52~1330 ng/mL	×1	52~1330 μg/mL
	2~12 岁	67~1800 ng/mL	×1	67~1800 μg/mL

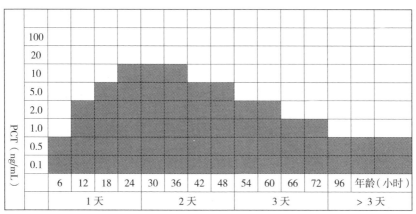

注：若 PCT 水平处在灰色区域提示感染可能性小，否则须警惕败血症发生的可能。

图 1　新生儿感染降钙素原（PCT）水平判定参考值

表 9　PCT 不同水平的临床意义

PCT 水平	临床意义
< 0.05	正常
0.05~0.5	败血症可能性小，但不排除局部感染可能
0.5~2.0	警惕败血症可能，但须排除其他可引起 PCT 升高的非感染性因素，如手术、外伤等
2.0~10	除外其他感染性疾病（如寄生虫、真菌感染等），考虑败血症可能性大
> 10	严重败血症，甚至感染性休克

注：适用于胎龄≤ 6 小时及胎龄>3 天的新生儿，出生 6 小时至 3 天的新生儿应参考图 1。

表10 足月儿血液正常生化值

测定项目	脐带血	1~12小时	13~24小时	25~48小时	49~72小时
钠 mmol/L（范围）	147（126~166）	143（124~156）	145（132~159）	148（134~160）	149（139~162）
钾 mmol/L（范围）	7.8（5.6~12）	6.4（5.3~7.3）	6.3（5.3~8.9）	6.0（5.2~7.3）	5.9（5.0~7.0）
氯 mmol/L（范围）	103（98~110）	100.7（90~111）	103（87~114）	102（92~114）	103（93~112）
钙 mmol/L	2.32（9.3）	2.1（8.4）	1.95（7.8）	2（8.0）	1.98（7.9）
（mg/dL）范围	2.05~2.78（8.2~11.1）	1.82~2.3（7.3~9.2）	1.73~2.35（6.9~9.4）	1.53~2.48（6.1~9.9）	1.48~2.43（5.9~9.7）
磷 mmol/L	1.81（5.6）	1.97（6.1）	1.84（5.7）	1.91（5.9）	1.87（5.8）
（mg/dL）范围	1.2~2.62（3.7~8.1）	1.13~2.78（3.5~8.6）	0.94~2.62（2.9~8.1）	0.97~2.81（3.0~8.7）	0.90~2.45（2.8~7.6）
血尿素 mmol/L	4.84（29）	4.51（27）	5.51（33）	5.34（32）	5.18（31）
范围	3.51~6.68（21~40）	1.34~4.01（8~24）	1.50~10.52（9~63）	2.17~12.86（13~77）	2.17~11.36（13~68）
总蛋白质 g/L	61（6.1）	66（6.6）	66（6.6）	69（6.9）	72（7.2）
（g/dL）范围	48~73（4.8~7.3）	56~85（5.6~8.5）	58~82（5.8~8.2）	59~82（5.9~8.2）	60~85（6.0~8.5）
血糖 mmol/L	4.09（73）	3.53（63）	3.53（63）	3.14（56）	3.30（59）
（mg/dL）范围	2.52~5.38（45~96）	2.24~5.43（40~97）	2.35~5.82（42~104）	1.68~5.10（30~91）	2.24~5.04（40~90）
乳酸 mmol/L	2.16（19.5）	1.62（14.6）	1.55（14）	1.59（14.3）	1.5（13.5）
（mg/dL）范围	1.22~3.33（11~30）	1.22~2.66（11~24）	1.11~2.55（10~23）	1.0~2.44（9~22）	0.78~2.33（7~21）
乳酸钠 mmol/L	2.0~3.0	2.0	—	—	—

表11　低出生体重儿血液生化值

测定项目	1周		3周		5周		7周	
	$\bar{x}\pm SD$	范围	$\bar{x}\pm SD$	范围	$\bar{x}\pm SD$	范围	$\bar{x}\pm SD$	范围
钠 mmol/L	136.9±3.2	133~146	136.3±2.9	129~142	136.8±2.5	133~148	137.2±1.8	133~142
钾 mmol/L	5.6±0.5	4.6~6.7	5.8±0.6	4.5~7.1	5.5±0.6	4.5~6.6	5.7±0.5	4.6~7.1
氯 mmol/L	108.2±3.7	100~117	108.3±3.9	102~116	107.0±3.5	100~115	107.0±3.3	101~115
CO_2 mmol/L	20.3±2.8	13.8~27.1	18.4±3.5	12.4~26.2	20.4±3.4	12.5~26.1	20.6±3.1	13.7~26.9
钙 mmol/L	2.3±0.28	1.53~2.9	2.4±0.16	2.03~2.75	2.35±0.16	2.15~2.63	2.38±0.18	2.15~2.7
（mg/dL）	（9.2±1.1）	（6.1~11.6）	（9.6±0.5）	（8.1~11.0）	（9.4±0.5）	（8.6~10.5）	（9.5±0.7）	（8.6~10.8）
磷 mmol/L	2.5±2.4	1.8~3.5	2.5±0.2	2.0~2.8	2.3±0.2	1.8~2.6	—	—
（mg/dL）	（7.6±1.1）	（5.4~10.9）	（7.5±0.7）	（6.2~8.7）	（7.0±0.6）	（5.6~7.9）	—	—
血尿素氮 mmol/L	3.32±1.86	1.11~9.10	4.75±2.78	0.75~11.21	4.75±2.53	0.71~9.46	4.78±2.39	0.89~10.89
（mg/dL）	（9.3±5.2）	（3.1~25.5）	（13.3±7.8）	（2.1~31.4）	（13.3±7.1）	（2.0~26.5）	（13.4±6.7）	（2.5~30.5）
总蛋白质 g/L	54.9±4.2	44~62.6	53.8±4.8	42.8~67.0	49.8±5.0	41.4~69.0	49.3±6.1	40.2~58.6
（g/dL）	（5.49±0.42）	（4.40~6.26）	（5.38±0.48）	（4.28~6.70）	（4.98±0.05）	（4.14~6.90）	（4.93±0.61）	（4.02~5.86）
白蛋白 g/L	38.5±3.0	32.8~45	39.2±4.2	31.6~52.6	37.3±3.4	32~43.4	38.9±5.3	34~46
（g/dL）	（3.85±0.3）	（3.28~4.50）	（3.92±0.42）	（3.16~5.26）	（3.73±0.34）	（3.20~4.34）	（3.89±0.53）	（3.4~4.6）
球蛋白 g/L	15.8±3.3	8.8~22	14.4±6.3	6.2~29	11.7±4.9	4.8~14.8	11.2±3.3	5~26
（g/dL）	（1.58±0.33）	（0.88~2.20）	（1.44±0.63）	（0.62~2.90）	（1.17±0.49）	（0.48~1.48）	（1.12±0.33）	（0.5~2.6）
血红蛋白 g/L	178±27	114~248	147±21	90~194	115±20	72~186	100±13	75~139
（g/dL）	（17.8±2.7）	（11.4~24.8）	（14.7±2.1）	（9.0~19.4）	（11.5±2.0）	（7.2~18.6）	（10.0±1.3）	（7.5~13.9）

换算系数：钠、钾、氯 1，钙 0.25，磷 0.323，血尿素 0.167，总蛋白质 10，白蛋白质 10，球蛋白 0.056，糖 0.11，乳酸 0.11。